서울대 출신 한의사, 수험생을 관리하다!
성적을 확 올리는
수험생 건강 관리 비법

성적을 확 올리는
수험생 건강 관리 비법

초판 발행일   2015년 4월 10일

지은이   이 종 한
펴낸이   손 형 국
펴낸곳   (주)북랩
편집인   선일영   편집   서대종, 이소현, 이탄석, 김아름
디자인   이현수, 김루리, 윤미리내, 최성경   제작   박기성, 황동현, 구성우
마케팅   김회란, 박진관, 이희정
출판등록   2004. 12. 1(제2012-000051호)
주소   서울시 금천구 가산디지털 1로 168, 우림라이온스밸리 B동 B113, 114호
홈페이지   www.book.co.kr
전화번호   (02)2026-5777   팩스   (02)2026-5747

ISBN   979-11-5585-528-7 13510(종이책)   979-11-5585-529-4 15510(전자책)

이 책의 판권은 지은이와 (주)북랩에 있습니다.
내용의 일부와 전부를 무단 전재하거나 복제를 금합니다.

이 도서의 국립중앙도서관 출판예정도서목록(CIP)은 서지정보유통지원시스템 홈페이지(http://seoji.nl.go.kr)와
국가자료공동목록시스템(http://www.nl.go.kr/kolisnet)에서 이용하실 수 있습니다.
(CIP제어번호 : CIP2015010422)

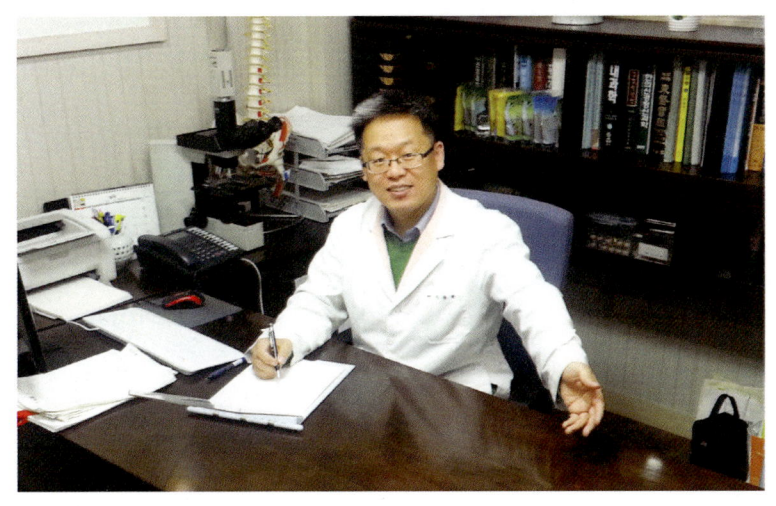

서울대 출신 한의사, 수험생을 관리하다!

성적을 확 올리는 수험생 건강 관리 비법

이종한 지음

북랩 book Lab

들어가며

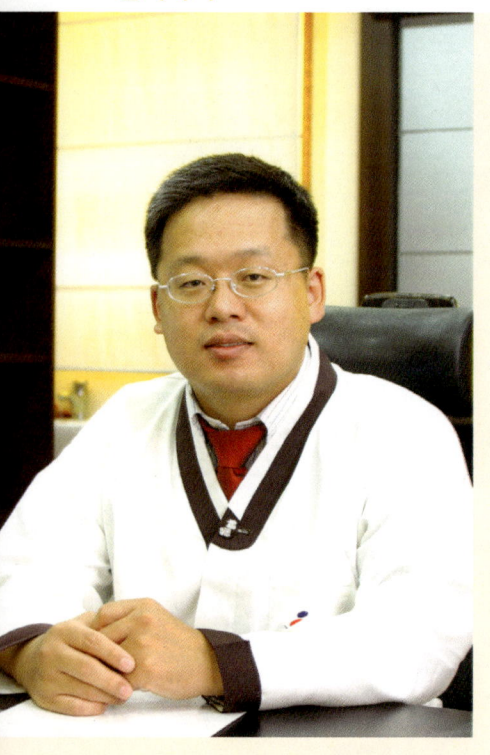

한의사, 수험생을 관리하다

가까운 친구가 이런 이야기를 하더라. 우리나라 화폐 도안 주인공들은 모두 나라를 위해 무엇인가 노력을 한 사람들인데, 오만 원권의 신사임당은 무엇을 한 사람인가? 단지 자기 자식 잘 키웠고, 자식인 율곡 이이를 전국 수석 시킨 사람 아닌가? 그래 맞는 얘기다. 농담이지만 우리나라 현실이 반영된 농담이다. 자식 잘 키우고 좋은 학교 보내면 5만 원권이 아니라 10만 원권, 100만 원권에도 얼굴 올릴 수 있는 것이 우리나라다. 다른 나라와 달리 지하자원이나 지리적 이점이나 환경적인 도움이 거의 없는 상황에서 우리가 할 수 있는 것이라고는 인적 자원의 개발, 즉 자식 잘 키우는 것이 최고의 성과가 될 수밖에 없는 현실에 살고 있다.

학교 다닐 때 유급을 당하고 집안도 가난해서 늘 어깨가 쳐지고 남 앞에서 말도 못하던 선배가 있었다. 우연히 20년 만에 만났는데, 사람들을 모아 놓고 자신감 있게 말도 하고 이런 저런 조언도 해주고 있었다. 20년 만에 사람이 저렇게 변하나 싶어서 주변에 그 선배가 돈을 많이 벌었는지 물어보니 그렇지도 않았고, 높은 자리에 올랐으면 이름이 났을 텐데 그것도 아니었다.

하도 궁금해서 가까이 가서 들어보니 그 선배의 딸이 고등학교 전교 1등을 했고, 아버지 뒤를 이어 한의대에 합격해서 공부 방법에 대해 주변에 설명하고 있는 것이었다. 나는 그 선배가 이렇게 남 앞에서 무엇인가 설명하는 모습을 본 적이 없었는데, 이제 그 모습을 보니 자식 농사가 그 부모에게 자신감을 주고 그 성격까지도 바꾸는가 싶었다.

이제 내가 부모의 입장에서, 또 교육 관련 상담을 주로 하는 한의원장으로서 우리 자녀를 어떻게 하면 건강한 모습으로 좋은 학교에 입학시킬지 걱정하는 자리에 서게 되었다. 이 일은 비단 우리 학생들의 문제일 뿐만 아니라 부모들의 모습, 더 나아가 우리나라 미래의 모습과도 연결되는 중요한 일임을 생각하면서 펜을 든다.

대개 한의원이라고 하면 보약 지어 먹는 곳, 침 맞는 곳 정도로 생각한다. 내가 수험생 전문 한의원을 한다고 소개하면 대부분 '아 수험생 보약 지어주는 곳이구나.'라고 생각한다. 하지만 수험생 전문 한의원에서 수험생 관련 처방은 약만 있는 것이 아니다. 수험생과 관련된 총체적 관리, 즉 자세 교정, 마음가짐 교정, 식사(영양) 관리, 수면 관리, 질병 관리, 운동 관리, 시험불안 조절, 예방 관리 등이 있다. 그 내용은 크게 세 가지로 분류되는데 마음가짐 관리, 몸가짐 관리, 생활 관리로 나눌 수 있다. 마음가짐 관리는 마인드 컨트롤과 시험불안에 관한 내용, 몸가짐 관리는 질병예방 관리와 치료 관리에 대한 내용, 생활 관리는 수면, 시간, 식사, 친구, 게임, 자세, 운동, 환경 등에 대한 내용을 포함한다.

CONTENT

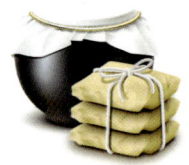

들어가며 한의사, 수험생을 관리하다 •4

PART 1
만점 맞는 마음가짐 만들기 / 11

1. 마음을 다스리면 모든 것이 내 뜻대로! •14
   긍정적인 마음이 곧 천국이다 •15
   목표 의식을 가진 사람과 안 가진 사람 •18
   겸허한 마음이 더 강하다 •23
   공부쟁이 한의사의 생생 경험담① 공부 잘하는데도 못한다고 생각한 수험생 •24

2. 시험불안 탈출하기 •26
   긍정적인 마인드는 불안을 없앤다 •26
   시험불안은 병이 아니다 •29
   시험불안, 이렇게 해결하라! •30
   공부쟁이 한의사의 생생 경험담② 소변 안 나온 안산 사는 학생 •35

PART 2
공부하는 몸가짐, 이렇게 관리하라 / 37

1. 몸 관리는 건강할 때부터 • 45
   자연에 순응해야 건강을 지킨다 • 45
   마음을 다스리면 만사가 OK • 51
   내 몸의 주인은 나 • 55
   재생이 가능하게 설계된 우리 몸 • 58
   먹는 것, 배설하는 것, 자는 것 • 59
   식품 첨가물 주의보 • 60
   공부쟁이 한의사의 생생 경험담③ 예민한 자가 성공한다! • 64

2. 질병에 걸렸다면 이렇게 해결하라 • 67
   호흡기 질환 • 70
      ① 감기 • 71
      ② 비염 • 73
      ③ 여름 시험은 배탈 조심, 겨울 시험은 감기 조심 • 79
   위장 질환 • 80
      ① 설사 • 81
      ② 변비 • 82
      ③ 식욕 부진 • 83
      ④ 소화 불량 • 84
   공부쟁이 한의사의 생생 경험담④ 설사하는 전교 1등 • 86
   정신과 문제 • 87
      ① 집중력 저하 • 87
      ② 스트레스 • 92
      ③ ADHD • 96
   공부쟁이 한의사의 생생 경험담⑤ 셰퍼드의 비애 • 99
   근골격 문제 • 100
      ① 근육통 • 100
      ② 요통 • 101

기타 문제 •103
　① 피로감 •103
　② 생리통 •104
　③ 아토피 피부염 •105
　④ 틱장애 •112
　⑤ 소변 문제 •114
정신 심리 치료 비법 •114
공부쟁이 한의사의 생생 경험담⑥ 시험에 주눅 들지 말고 냉정하게 맞서라 •124

PART 3
성적이 오르는 생활 관리의 모든 것 / 125

1. 잠이 성적을 올려준다 •126
　공부쟁이 한의사의 생생 경험담⑦ 밤을 꼬박 새운 고시생 •130
2. 시간은 곧 성적이다 •132
3. 식사는 성적의 밑천 •135
4. 교우 관계, 어떻게 할 것인가? •142
　친구 관계 •142
　집단 따돌림(사회성 문제) •146
　이성 교제 •151
5. 게임 중독을 막아라 •154
6. 가정이 건강해야 자녀가 건강하다 •158
　부모의 이혼 •158
　가정환경 관리 •159
7. 자세만 바로 해도 공부가 잘 된다? •164
　공부에 좋은 자세는 어떤 자세인가? •164
　자투리 시간 스트레칭이면 OK •165
8. 운동은 No, 활동은 Yes! •169
9. 내 주위의 환경은 성적의 바로미터 •171
　공부쟁이 한의사의 생생 경험담⑧ 세상을 바꾸려 하지 말고 스스로가 변하라! •176

PART 4
초등·중등·고등, 시기별 관리 / 177

1. 초등학교 과정 •178
   초등학교 공부 •179
   초등학교 시험의 특징과 준비 •181
   초등학교 시기 관리 •184

2. 중학교 과정 •189
   중학교 공부 •190
   중학교 시험의 특징과 준비 •191
   중학교 시기 관리 •200

3. 고등학교 과정 •211
   고등학교 공부 •211
   고등학교 시험의 특징과 준비 •214
   고등학교 시기 관리 •217

4. 고3, 재수 과정 •218
   고등학교 3학년 시기 관리 •218
   수능 직전 관리 •222
   재수 시기 관리 •229

끝맺으며 마지막 당부의 말씀 •236

PART 1
만점 맞는 마음가짐 만들기

긍정적인 마인드와 목표 의식을 가져라!

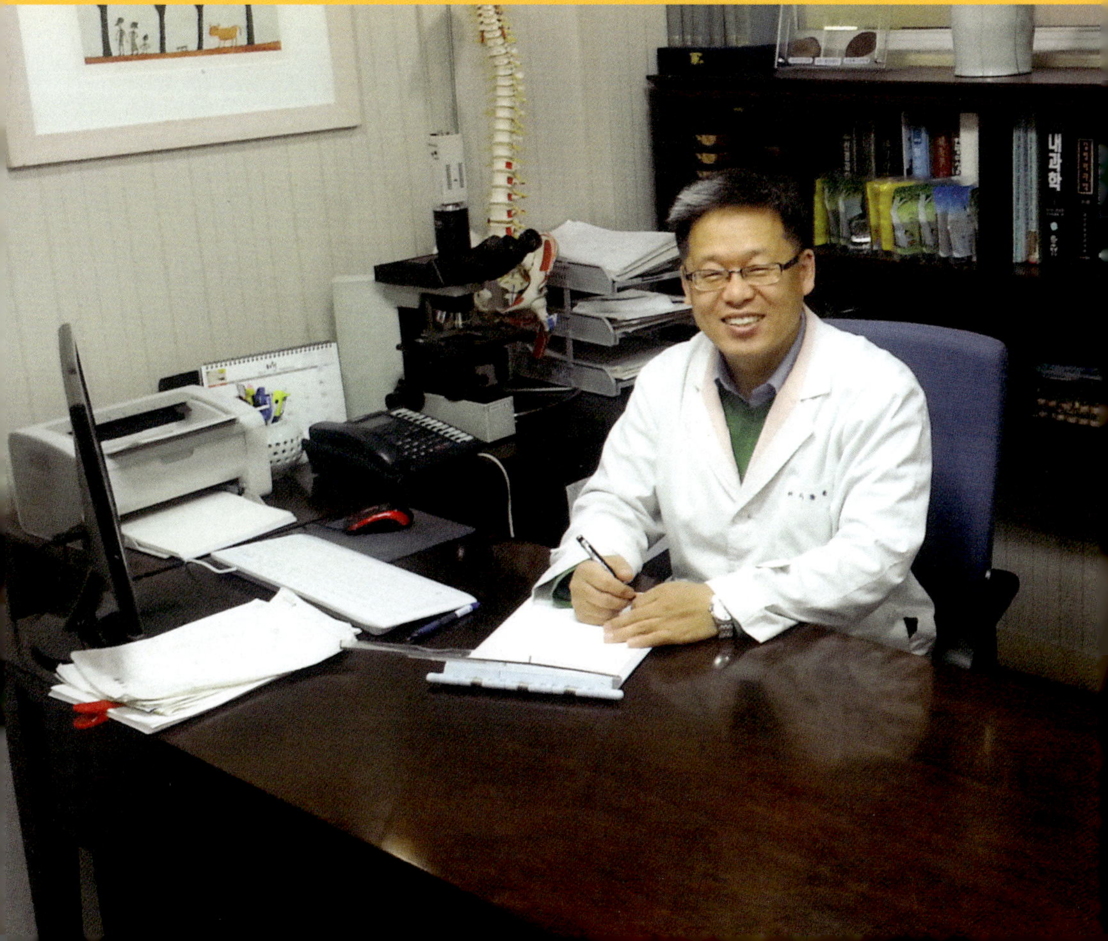

만점 맞는 마음가짐 만들기

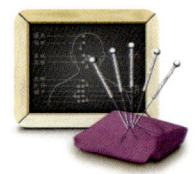

 어릴 때 만화영화를 보면서 이런 생각을 자주 했었다. 무서운 악당들이 우리나라를 파괴하면 로봇 태권브이가 출동하여 그 악당들을 해치워준다. 괴물이나 악당이 무서워도 우리를 구해주는 정의로운 로봇 태권브이가 있으니 걱정할 것이 없다.
 그런데 그 로봇 태권브이를 조종하는 철이가 악당이면 어떻게 될까? 내가 믿고 있던 정의의 로봇 태권브이가 악당이 되면 그것이야말로 진짜 재앙이 되는 것이다. 사람도 마찬가지다. 몸에 문제가 생기면 조금 불편하고 말겠지만, 그 정신에 문제가 생기면 큰 문제가 된다. 공부할 때도 마찬가지여서, 실력이 없으면 낮은 성적을 받지만, 정신이 올바르지 못하면 공부를 안 하니만 못하게 될 수도 있다. 정신이 올바르지 못하면 공부를 하더라도 끝까지 제대로 하기가 힘들어진다. 나는 초등학교부터 시작하여 대학원 박사학위로 끝나는 공부 기간에서 제일 중요한 것은 올바른 마음가짐이라는 것을 잊어본 적이 없다. 공부에 대한 마음가짐, 새로운 지식에 대한 열망, 내가 아는 지식에 대한 치밀함이 없이는 긴 기간의 공부가 제대로 된 공부일 수가 없는 것이다.
 한의과 대학 시절 원전학 김유성 교수님이 하루는 칠판에 크게 글을 쓰시면서 "너희가 나를 교수라고 부르는데, 교수가 무슨 말인지 아느냐?"고 하시면서 황제내경 금궤진언론의 마지막 문구를 쓰셨다. 非其人 勿敎, 非其眞 勿受(비기인 물교, 비기진 물수). 해석하면 '제대로 된 인간이 아닌 사람에게는 가르치지 말고, 참다운 것이 아니면 받지 말라.'인데, 그 마지막 글자를 따서 '교수'라고 부른 것이다. 무엇인가를 배우려면 마음이 준비되어야 하고 그렇게 마음이 준비된 사람만이 배움을 받을 수 있는 것이다.

초등학교부터 고등학교까지의 기간만으로도 우리나라 교육 기간은 12년이나 된다. 그 긴 기간 동안 마음의 준비가 제대로 되지 않으면 중간에 도태되기 쉽고, 중간에 도태되지 않더라도 결과가 좋지 않아 더 큰 교육인 대학교육의 기회를 제대로 가질 수 없게 된다. 그래서 나는 교육 기간을 통틀어 제일 중요한 것이 마음가짐 관리이며, 그 방법에 대해 말하고자 한다.

1. 마음을 다스리면 모든 것이 내 뜻대로!

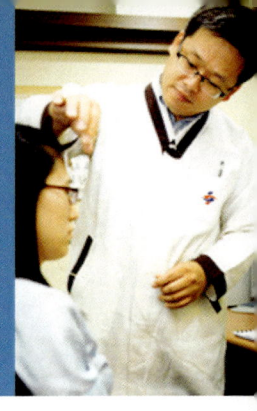

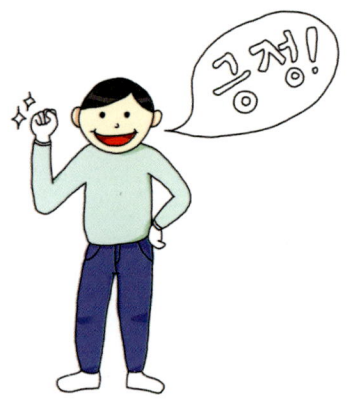

긍정의 마인드

의학에서 사용하는 치료기법 중에서 아주 유명한 것으로 플라시보 효과(placebo effect)라는 것이 있다. 가짜 약을 효과가 좋은 약인 것처럼 속여서 투여를 하면 환자가 마음속에 좋은 약을 복용한 것으로 여겨 치료 효과를 내는 경우를 말한다. 특히 정신적인 문제나 통증 치료에 많이 응용된다.

여기서 눈여겨볼 부분이 있다. 마음속에 치료될 수 있다는 생각만 가져도 치유되는 경우가 많다는 것이다. 이렇게 긍정의 마인드를 가지면 마음을 치료하게 되고 마음의 치료는 몸의 치료로 이어져 몸과 마음을 모두 잡을 수 있는 길이 된다. 생각만으로도 치료를 할 수 있는데, 마음을 다잡으면 건강은 지킬 수 없을 것인가? 나아가 자신의 정신 능력은 얼마나 더 키울 수 있을까?

초등학교부터 고등학교 3학년 끝날 때까지 긴 기간 동안 흔들리지 않고 시종여일한 마음을 지킬 수 있는 방책을 나는 두 가지로 꼽는다. 하나는 긍정의 마인드이고, 또 다른 하나는 목표 의식이다. 이 두 가지 마음만 제대로 가지고 간다면 12년이라는 긴 공부 기간 동안 힘들 때마다 다시 일어날 힘을 갖게 되고, 새로운 방향으로 나가는 추진력도 얻게 될 것이다.

▶ 긍정적인 마음이 곧 천국이다

　여기 평소에 턱걸이를 10개 정도 할 수 있는 사람이 있다고 하자. 어느 날 턱걸이 시험을 보러 가는데 아침부터 어머니한테 잔소리도 듣고, 컨디션도 안 좋은 데다, 턱걸이 시험을 보는데 친구들이 놀리기까지 한다. 이쯤 되면 짜증도 나고 힘도 들어 턱걸이는 아마 8~9개 정도밖에 못 할 것이다. 하지만 아침 등굣길에 만 원을 주워서 기분도 좋은 데다, 턱걸이 시험 보는데 내가 좋아하는 친구들이 응원까지 해준다. "으쌰, 으쌰" 기분이 좋고 의욕도 넘치면 의외로 턱걸이 횟수가 평소보다 1~2개는 더 늘어난다.

　다른 예를 하나 더 들어보자. 지난 2002년 한일 월드컵에 출전한 우리나라 선수 중에서 박지성 선수가 있다. 박지성 선수는 스스로 "두 개의 심장"이라고 한단다. 그 정도로 안 지치고 오래 달릴 수 있다는 의미이다. 월드컵 축구 경기 한 게임에서 다른 선수들은 10킬로미터 정도를 뛰는데, 박지성 선수는 거의 18킬로미터를 뛴다고 한다. 이렇게 많이 뛰다보니 좋은 자리를 차지하거나 득점 기회가 자주 오게 되는 것이다. 우리 몸에서 근력이 감정에 의한 영향을 가장 적게 받는다. 하지만 이런 적은 편차라도 최대한 끌어올려서 자기에게 유리한 방향으로 이끄는 박지성 선수의 마인드는 긍정의 마인드를 이용한 근력과 정신력 증진의 좋은 예가 될 수 있다.

　이렇게 근력조차 마음가짐에 의해 10% 정도 편차가 생기는데, 정신적인 것은 훨씬 큰 편차가 생긴다. 적어도 5배, 10배의 차이는 생길 것이다. 아이들에게 영어나 한글을 가르쳐 주는 프로그램을 보면 노래를 부르면서 배울 수 있게 하는 등 재미있게 만들어서 가르쳐 준다. 왜 그럴까? 그것은 바로 긍정적이고 적극적인 마음을 이끌어 내어서 학습효과를 높이기 위한 작전이기 때문이다. 시험을 앞둔 수험생 또한 이와 똑같다. 왜 괜히 짜증내고 마음을 부정적으로 만들어서 일부러 학습능력을 깎아내릴 필요가 있을까?

지금부터라도 긍정적인 마음으로 바꿔보자. 세상 모든 것을 다 긍정적으로 바꾸면 더할 나위 없다.

얼마 전 필리핀 사람과 대화를 하는데, 그 사람 삼촌이 오랜 질병으로 고통을 받다가 얼마 전 돌아가시게 되었다고 했다. 그래서 내가 참 안타깝다고 이야기하자. 그 필리핀 사람은 그렇지 않다고 말하며, 자기는 참 다행이라고 생각한단다. 왜 그렇게 생각하느냐고 물으니 자신의 삼촌은 죽음을 맞이하게 되면서 그 동안의 오랜 고통에서 이제 벗어나게 되어 기쁘다는 것이다. 하나의 상황을 두고 이렇게 정반대로 해석할 수도 있는 것이다. 좀 심하게 말하면 이 정도의 마인드가 필요할 수도 있다. 죽음조차 긍정으로 바라볼 수 있는 마음!

한의원 근처 가게 중에 붕어빵 장사를 하는 분이 두 분 있다. 한 분은 자기 능력은 출중한데 사업자금이 없어서 할 수 없이 이 일을 하고 있는데, 조금 하다가 그만둘 것이라며 "붕어빵이나 좀 사 드세요." 하고 힘없이 말하곤 한다. 다른 한 분은 "내가 3년 간 각고의 노력 끝에 완성한 제대로 된 붕어빵인데 한번 드셔 보세요"라며 자신 있게 소리친다. 사람들은 과연 어느 집 붕어빵을 사 먹을까? 공부도 똑같다. 만약 시험에 대해 '이 시험 내 적성에도 안 맞고 부모님 때문에 공부를 하긴 한다만, 공부보다는 다른 일이 더 하고 싶고, 나는 공부도 못한다.'고 여긴다면 내 머리도 그것에 맞게 움직인다. 어느 머리가 이런 맥 빠지는 주인에게 좋은 아이디어와 질 좋은 집중력을 주겠는가? 길거리에서 붕어빵을 팔아도 자신감과 기운이 중요한데, 큰일을 앞둔 공부를 하는데 적극적이고 패기 넘치는 마음이 없어서야 되겠는가?

시험에 계속 실패만 하던 사람이 어느 한 시험에 합격하고 나면 그 다음부터는 줄줄이 합격하는 경우를 자주 본다. 이것은 그 사람의 능력이 일정한 기간 동안 쌓여서 실력이 늘어난 경우도 있지만, 한번 합격의 맛을 보고 자신감을 얻게 되어 공부와 시험에 대해 더 적극적으로 임하였기 때문이다.

늘 사회와 자기 자신에 대해 불평과 불만만 늘어놓다가 사라져 갈 것인가? 아니면 세상사와 공부, 시험 등에 대해 나 자신을 주체적인 인간으로 바꾸어서 주도적인 삶을 살 것인가?

- **긍정의 마인드 예1 (얼굴 여드름이 부끄럽니?)**

예를 들어 얼굴에 여드름이 많이 났다고 하자. 그러면 '아, 왜 이렇게 얼굴에 뭐가 나는 거야! 창피해서 밖에도 못나가겠어!' 라고 생각하지 말고, '아, 이 인물에 피부까지 좋으면 남자애(여자애)들이 자꾸 따라다녀서 공부가 안 될 텐데, 집에 딱 들어앉아서 공부만 하라는 신의 계시가 아닌가?' 라고 생각해야 한다.

- **긍정의 마인드 예2 (시험 보는 자리가 불편하다면?)**

시험을 보러 갔는데, 자리가 제일 앞자리에 배치되었다면, '아 재수없이 왜 앞자리야?'라고 생각하지 말고, '제일 앞자리는 시험지 나눠줄 때와 시험지 거둬 갈 때 시간이 많이 있으므로 시간으로 보면 제일 유리한 자리다.'라고 생각해라. 제일 뒷자리에 배치되면 '마음 편하게 시험 볼 수 있도록 하늘이 나를 돕는구나.'라고 여겨라. 또 창가에 배치되면, '시험 본다고 머리에 열이 날 텐데 머리를 식혀 주니 이번 시험에서 유리하겠다.' 가운데 자리에 앉으면, '그렇지! 주위에 경쟁자들이 있으니 경쟁을 느끼면서 마음을 다잡고 시험보기 좋은 자리에 앉게 되었구나.'라고 생각하기 바란다.

- **긍정의 마인드 예3 (심지어 성적이 안 좋더라도, 어떻게 생각하라고?)**

모의고사 시험을 봤는데 성적이 안 좋게 나왔다면, '참 다행이다. 수능에서 이 문제가 나왔으면 큰일날 뻔했다. 내가 모르는 이 부분을 알게 해 준 모의고사 출제위원에게 감사해야지. 이 부분을 좀 더 공부해야겠다.'

모의고사 성적이 좋으면, '아 이 추세로 하면 되겠구나. 이 페이스를 유지하자.'라고 긍정적인 마음을 가져야 한다.

▶▶ 목표 의식을 가진 사람과 안 가진 사람

공부를 잘한다는 것은 목표를 향해 빨리 갈 수 있는 능력을 가진 것에 비유할 수 있다. 목표는 어디를 향해 갈지 정하는 방향이다. 하지만 목표를 잘 모른다면 어떻게 될까? 바보처럼 여기저기 미친 듯이 달려가기만 할 뿐 제대로 이뤄놓은 것은 없는 사람이 될 것이다.

수험생에게 목표는 세 가지가 존재한다. 인생 목표, 직업 목표, 대학과 학과 목표가 그것이다. 나는 수험생 진료를 시작하면 먼저 수험생에게 인생의 목표가 무엇인지 물어본다.

인생의 목표에 관한 예를 들어 주기도 하는데, 인생 목표는 대강 돈, 권력, 명예, 학문적 업적, 소소한 행복 등이 있다. 많은 학생들이 돈을 첫 번째 꼽고, 다음으로 소소한 행복을 꼽았다. 하지만 아직도 수험생들은 인생의 목표조차 없는 경우가 많았다.

그러면 다음으로 직업의 목표를 물어보면 구체적인 직업 목표를 가진 사람은 40% 내외였다. 첫 번째 질문의 인생 목표와 동떨어진 직업을 목표로 말한 수험생도 제법 나와서 웃기도 한다. 직업 목표는 아마 부모님과 사회 분위기가 만들어준 환영이 끼어서 그럴 수도 있다.

마지막으로 대학과 학과 목표를 물어보면 많은 수험생들이 부끄러워서 그런지 예상보다는 낮은 대학과 학과를 이야기한다. 어떤 친구들은 점수가 나오는 것 보고 선택하겠다고 한다.

이렇게 내가 인생 목표와 직업 목표, 대학과 학과 목표를 물어보는 이유는 그 수험생에게 목표 의식이 있는가를 알아보기 위해서이다. 우리가 어떤 일을 이루어내려면 능력과 목표가 필요하다(여기서 능력이란 우리 수험생에게는 공부 잘하는 것이다). 능력이 좋으면 목적지에 빨리 갈 수가 있고, 목표가 뚜렷하다는 것은 어디로 가야 할지 아는 것이다. 능력이 좋아서 빨리 가면 좋긴 하지만, 능력은 있는데 목적지를 모르면 이리 갔다가 저리 갔다가 헤매기가 쉽다.

수험생에게 꼭 필요한 것 두 가지를 꼽으라면 나는 주저 없이 긍정의 마인드와 목표 의식을 꼽고 싶다. 목표 의식이 있어야 동기 부여가 되고, 동기 부여는 공부하는 과정에서 집중이 좋아지고, 노력을 하게 하며 자기 목표를 이루기 위해 지속적으로 도전하게 해 준다.

목표 의식이 중요한 이유

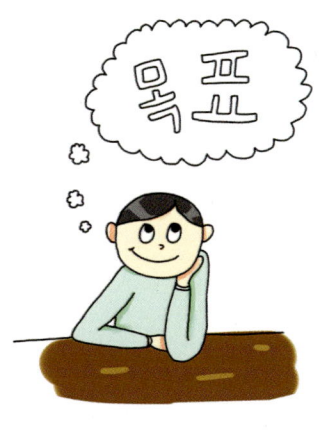

한의원에 많은 수험생들이 찾아와서 집중력 향상에 도움이 되는 처방을 원한다. 물론 좋은 약을 사용하거나 좋은 치료를 한다면 머리가 맑아져서 집중력이 향상될 수 있고 기억력도 좋아질 수 있다. 하지만 내가 보기에 가장 중요하고, 그 누구도 도와줄 수 없으며, 공부하는 데 필요한 요소 중 가장 중요한 것은 다름 아닌 '의지'이다. 이 의지는 그 누구도 도와줄 수 없다. 이런 의지는 목표 의식이 갖춰져 동기 부여가 확실히 된 상태에서 나오는 것이다.

어느 정도 동기를 가지고 있는 학생이라면 목표 또한 추구하려고 하는데, 일반적으로 현재의 상황과 이상적 상황을 구분하고, 두 상황 사이의 괴리를 생각하게 된다. 좀 유식하게 말하면, 목표를 가진다는 것은 현재 위치와 이상적 위치의 차이를 줄이기 위한 활동을 하려고 자기 마음속에 동기를 부여하는 행위를 말한다. 즉 목표 의식이 있으면 공부에 대한 동기가 생긴다는 말이다.

Locke와 Latham(1990)은 목표 수립이 왜 좋은 결과를 유발하는지에 대한 4가지 이유를 들었다.

1) 목표를 가지고 있으면 집중을 발휘하게 된다.
2) 목표를 가지고 있으면 노력을 하게 된다.
3) 목표를 가지고 있으면 지속성이 증대된다.
4) 목표를 가지고 있으면 만약 도전이 실패하더라도 새로운 도전을 하게 한다.

목표를 정할 때는 구체적이고, 적당히 어렵고, 가까운 장래에 도달할 수 있는 목표로 정해라.
▶ 구체적인 목표가 좋다. 구체적인 목표는 분명한 기준을 제공하는 목표를 말하는데, 예를 들면 공부를 열심히 하겠다는 목표보다는 오늘까지는 수학 벡터 부분 문제를 모두 풀겠다는 것이 더 구체적인 목표이다.
▶ 너무 쉽거나 너무 어려운 목표보다는 적당히 어려운 목표가 좋다. 적당히 어려운 목표는 성취감을 느낄 수 있어서 좋다.
▶ 가까운 장래에 달성할 수 있는 목표가 좋다. 목표를 이루는 데 시간이 너무 오래 걸리면 중간에 포기하기가 쉽기 때문이다.

목표 의식은 공부에 대한 동기를 유발하는 데 도움이 되고, 공부에 대한 동기는 학습이론에서 굉장히 중요하므로 잠깐 살펴보기로 하자.

내적 동기, 외적 동기를 적절히 이용하자

동기(motivation)란 행동 유발, 방향 제시 및 유지시키는 내적 상태를 말하며, 동기에는 내적 동기와 외적 동기가 있다.

내적 동기는 스스로 마음속에서 우러나서 생기는 흥미나 호기심 같은 것이다. 그래서 내적 동기는 개인적인 흥미를 추구하고 능력을 발휘하며, 그 과정에서 도전할 만한 것을 찾아서 정복하는 자연스러운 경향을 말한다.

외적 동기는 성적 향상이나 어떤 보상을 받기 위해서, 또는 처벌을 피하기 위해서, 혹은 공부 그 자체와 별 관계가 없는 다른 이유 때문에 어떤 일을 하게 되도록 하는 힘을 말한다.

일반 학생들에게는 내적 동기와 외적 동기 모두 중요하다. 물론 내적 동기로만 공부를 하게 된다면 가장 좋다. 하지만 한국 사회에서 아이들은 부족한 시간에 해야 할 공부가 많다 보니 내적 동기만으로 이 길을 가기에는 너무 멀다. 그래서 부모나 교사에 의해 외적 동기도 적절히 발휘되도록 하는 것이 필요하다.

목표 의식이 중요한 또 다른 이유는 기억을 통한 학습과 긴밀한 관계가 있기 때문이다.

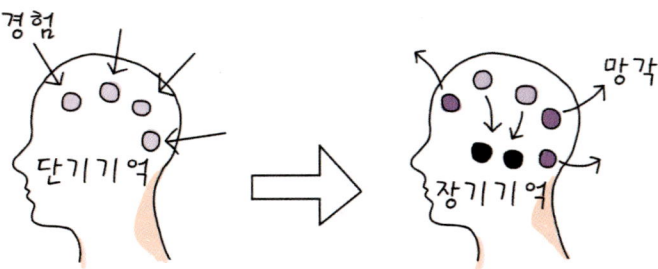

[단기기억과 장기기억]

기억은 단기기억과 장기기억으로 나뉜다. 단기기억은 컴퓨터의 RAM처럼 오래 가지 않고 필요할 때만 잠시 사용하고 곧 잊어버리는 기억이다. 장기기억은 오랫동안 머릿속에 남아있는 기억인데, 학습이 바로 이 장기기억에 속한다. 인간의 뇌가 모든 것을 잊지 않고 다 기억한다면 머리는 많은 기억으로 과열되어 고통 받을 텐데, 조물주가 이렇게 기억을 단기와 장기기억으로 나눠서 머리를 쉬게 해 놓았다.

내가 방에 들어오려면 문의 손잡이 위치도 봐야 하고, 손잡이 모양도 봐야 하고, 바닥이 미끄러운가? 바닥 색은 어떤 색인가? 옆에 전선이나 날카로운 물건은 없는지 확인하고 그것을 임시로 기억하게 된다. 이런 것이 단기기억이다. 내가 방에 들어가고 나면 조금 있다가 다 잊어버리게 된다. 왜냐하면 그 기억들은 이제 더 이상 나에게 중요한 정보가 아니기 때문이다. 하지만 집주소나 집에 가는 버스 번호나 주민등록번호 같이 자주 사용하고 중요한 것들은 오래 남아 있게 되는데, 이런 기억은 장기기억이다.

학습과 관련된 가장 중요한 주제는 다음과 같다. 학생들은 수업을 들을 때나 공부를 할 때 학습 내용을 기억하기 위하여 많은 노력을 하는데, 학습 내용 대부분은 단기기억에 저장되어 있다가 곧 단기기억에서 사라진다. 그리고 아주 일부만 장기기억(학습)으로 넘어가서 머릿속에 저장이 된다. 그러면 어떤 내용이 단기기억이 되어 잊어버리고, 어떤 기억이 장기기억으로 넘어가 저장되는 것일까? 그 해답이 학습과 관련된 가장 중요한 주제인데, 관심과 중요도가 바로 그 열쇠다.

가령 내가 좋아하는 가수의 노래는 한두 번만 들어도 가사와 리듬이 기억나는데, 별로 관심이 없는 가수의 노래는 수십 번을 들어도 기억이 잘 안 난다. 이렇게 관심은 장기기억을 유도하는 데 아주 좋은 방법이 될 수 있다. 수험생에게 관심은 무엇일까? 인생의 목표가 그것이다. 나는 한의원으로 진료를 받으러 오는 수험생에게 먼저 인생의 목표가 무엇인지 물어본다. 목표가 없고 아무 생각 없이, 부모님의 강요로 공부하는 학생치고 공부를 잘하거나 오랫동안 성적을 유지하는 학생은 드물다. 인생의 목표나 공부에 대한 목표가 있다는 것은 공부에 지치거나 매너리즘에 빠지는 등의 슬럼프에서 헤쳐 나올 수 있는 힘이 되기 때문이다.

▶ 겸허한 마음이 더 강하다

싸움을 하는 만화영화 중에서 의외로 공격력이 아주 약한 캐릭터가 등장하는 것이 있다. 그런데 그 캐릭터는 다른 사람의 에너지를 흡수하는 능력을 가지고 있다. 그래서 초반에는 아주 약한 존재로 인식되지만, 후반으로 갈수록 다른 사람의 에너지를 흡수해서 결국 최강자로 거듭나 최후의 승자가 된다. 공부도 마찬가지이다. 처음에 자기 실력이 조금 뛰어나다고 우쭐대기보다 다른 사람의 지식을 겸허한 마음으로 흡수하다 보면 최후에는 다른 사람의 지식을 흡수해 승자가 되는 것이다. 그렇다면 다른 사람의 지식을 흡수하려면 어떻게 해야 할까?

누군가에게 무엇을 배우려고 한다면 그 사람을 선생님으로 여기고 잘 따라야겠다는 마음이 있어야 한다. 그런 마음이 겸허한 마음이다. 그 마음은 선생님에게도 적용되고, 친구에게도 적용이 된다. 어떤 문제를 잘 푸는 친구를 만난다면, 평소 잘 아는 친구라고 가볍게 보지 말고 자존심을 버리고 겸허한 마음으로 그 친구의 생각과 지식을 받아들일 준비가 되어 있어야 한다. 학교 공부의 성패는 그 선생님을 얼마나 좋아하고 따르느냐에 달려 있는 경우가 많다. 살다 보면 이상한 선생님을 만나기도 하고 너무 엄한 선생님을 만나기도 한다. 그럴 때마다 긍정의 마음을 가지고 그 선생님과 좋은 인연으로 연결시키려고 노력을 해야 한다. 가령 아주 무서운 선생님을 만나면 '아 무섭다. 그 선생님을 피해야 한다.'라고 생각하기 쉬운데, 도리어 '무서운 선생님이 있어서 분위기를 해치는 친구를 잘 관리해 주시기 때문에 열심히 공부하려는 나 같은 사람은 큰 도움이 된다.'고 생각해야 한다.

자녀 교육에서도 마찬가지다. 무심코 선생님에 대한 험담이나 나쁜 뉘앙스의 이야기를 하면 자녀가 그 선생님에 대해 나쁜 감정을 가지게 되고, 그 결과는 자식 교육의 실패로 돌아오게 됨을 잊지 말아야 한다. 과거 우리 선조들이 선생님을 우대하고 존경하는 마음을 가졌던 것도 이런 뜻이 내포되어 있던 것은 아닐까?

이런 것은 비단 선생님에 대한 존경심뿐만 아니라 공부와 학교, 교육에 대한 철학에서도 나타날 수 있다. 학생 신분에 어울리지 않게 교육 방향이나 학교 정책, 그리고 시험 출제 경향이나 학습 지도에 대한 비판적인 시각은 일시적으로 마음이 후련할지는 모르겠지만, 세상과 학교에 대한 부정적인 생각을 심어줘서 학교에서 무언가를 배우는 데는 방해가 될 뿐이다.

공부쟁이 한의사의 생생 경험담 ①

공부 잘하는데도 못한다고 생각한 수험생

> 2011년 가을에 한 수험생이 부모와 찾아왔는데, 말하는 것이 시종일관 부정적이었다. 공부를 해서 뭐하느냐? 자기는 공부도 못하고 인물도 없고, 키도 작고, 이 성적으로는 어느 수준밖에 안 되어서 공부를 하나마나라고 했다. 특히 시험 제도에 대한 불만이 이만저만이 아니었다. 시험이 그 사람의 실력을 제대로 평가할 수 있는가? 그리고 왜 수능 시험 한번으로 그 사람의 실력을 평가해서 대학을 결

정해야 하느냐고 시험 제도에 대한 불만도 이야기했다. 참 오랫동안 수험생과 부모님 이야기를 들었는데, 부모님도 걱정이 태산이었다. 이 수험생은 수능 시험도 중요하지만 인생과 공부에 대한 생각이 바뀌어야 한다. 그래서 "네가 인물로 따지면 하위 40%이고, 키로 따져도 상위 50%밖에 안 되는데, 공부로 따지면 상위 10%안에 든다. 그러므로 너는 시험 때문에 빛나는 것이다. 그러므로 시험을 고맙게 생각하라. 세상 모든 일이 그렇듯이 어떤 일이 나한테 긍정적인 면과 부정적인 면이 있는데 부정적으로 생각해 봐야 나한테 도움 될 것이 하나도 없다. 큰 시험을 앞두면 항상 긍정적으로 생각하려고 노력해야 한다. 모든 시험에 대해서도 마찬가지이다."

시험은 공부 못하는 사람에게는 자기 자신을 채찍질할 수 있는 기회가 되고, 공부 잘하는 사람에게는 자기를 뽐낼 좋은 기회가 된다. 세상 모든 일에 긍정적인 면과 부정적인 면이 있는데, 시험을 앞두고는 무조건 긍정적인 생각이 도움이 된다. 내 생각의 주인인 내 마음의 의지에 따라 내 몸과 공부 실력은 움직이게 되어 있다. 내 정신세계의 주인인 나 스스로 역동적이거나 긍정적이지 않으면 내 정신은 나태해져서 낙오자의 모습만 남을 뿐이다.

긴 시간의 긍정적 마인드에 대한 상담과 그 마음을 이용해서 오랜 시간 공부할 수 있는 체력을 뒷받침해 줄 수 있는 처방으로 6개월 간 수험생 관리를 받은 후, 역시 신촌에 소재한 Y대학에 당당히 합격하였다. 이후 전화 연락이 왔는데, Y대학 합격 이후로는 도리어 너무 긍정적이고 의욕과잉인 학생이 되어 있었다. 아마 이 문제는 이후에 사회생활을 하면서 좋아지리라 생각하고 언젠가 다시 만날 날을 기약했다.

2. 시험불안 탈출하기

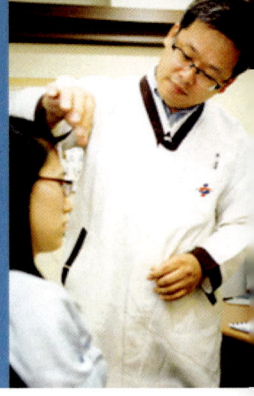

수험생들이 흔히 겪는 마음 문제 중 하나가 시험불안이다. 나는 수험생들의 시험불안을 해소하기 위해 여러 가지 기법을 사용하기도 하고 독특한 약물을 사용하기도 하는데, 그 치료법의 골격은 다음과 같다.

▶ 수험생에게 긍정의 마인드 심어주기.
▶ 시험불안은 병이 아니다.
▶ 시험불안은 심장을 다스려야 한다. 그리고 세세한 기법 이야기.

긍정적인 마인드는 불안을 없앤다

호랑이를 잡으려면 호랑이 굴에 들어가야 한다는 말이 있듯이, 시험불안을 해소하려면 시험에 익숙해져야 한다. 시험에 익숙하려면 시험을 좋아해야 한다. 나는 이런 구호를 생각해 봤다. "시험은 공부 못하는 사람에게는 자극의 계기가 되고, 공부 잘하는 사람에게는 자랑의 기회가 된다." 이 책을 읽고 있는 당신에게 시험은 어떤 의미로 다가오는가? 나는 아직도 시험이 나를 자극하는 계기가 된다. 이렇게 계속 시험을 보고 시험에 익숙해지는 것이 시험불안 극복의 아주 좋은 방책이 된다. 정신과에서 사용하는 계통적 탈감작 요법脫感作療法도 이것과 비슷한 방법이다. 즉 시험을 자주 보게 하여 시험에 익숙하게 만들어 시험불안을 극복하게 하는 방법이다.

나는 시험불안을 상담하러 오는 수험생에게 꼭 해주는 이야기가 있는데, 한번 들어보기 바란다. 일반인의 눈에는 잘 그렸다 싶은 그림도 유명한 화가가 보면 음영 실패, 구도 실패 등 잘못된 것을 잘도 짚어낸다. 일반인이 듣기에 잘 부르는 노래 같은데도 실력 있는 음악가는 박자 실패, 음정 실패 등 조그마한 잘못도 잘 짚어낸다. 이렇듯 예민한 눈을 가졌다면 훌륭한 미술가의 자질이 있는 것이고, 예민한 귀를 가졌다면 훌륭한 음악가의 자질을 타고난 것이다. 마찬가지로 마음이 섬세하고 여려서, 모든 일에 예민하고 잘 떨리는 사람은 높은 자리에 올라갈 준비가 된 사람이다. 섬세하고 예민한 사람이 세상을 지배한다. 시험이나 큰일을 앞두고 코를 드릉드릉 골면서 잘 자는 사람은 노무직이나 힘쓰는 일을 해야 하는 사람이다. 고위 공직자나 높은 지위에 있는 사람들은 세심하고 섬세해서 내가 무슨 말 한 마디라도 잘못할라치면 그것을 물고 늘어져서 사흘 밤낮으로 나를 괴롭히고 전화하고 난리를 친다. 이렇게 예민하다는 것은 세상을 움직이는 힘이 될 수도 있다. 예민하고 섬세하다는 것은 세상을 향한 안테나가 발달해서 남보다 세상 변화에 대해 민감하게 반응하고 작은 변화도 빨리 눈치챌 수 있다는 의미이다.

돈, 권력, 목숨……, 이 모든 것도 어쩌면 얼마나 섬세하고 예민한가에 달려 있다고 볼 수 있다. 살다 보면 돈의 흐름도 얼마나 세상의 변화에 예민하게 반응하는가에 달려 있음을 느낀다. 금리, 환율, 물가, 주식 등 세상 변화에 민감하게 반응하여 얼마나 재빨리 움직이는가에 따라 부가 결정된다. 아무 생각 없이 저축만 하거나 집만 가지고 산다면, 집값이 폭락하거나 정책 변화 때문에 가지고 있던 집이 개발에 의해 가치가 떨어질 수도 있고, 저축한 돈도 물가 변동으로 서서히 가치가 줄어서 결국 가난해지기도 한다. 이처럼 돈도 예민한 사람이 가지게 되고, 섬세한 사람이 부자로 살게 될 수 있는 것이다. 요즘 우리나라에서 가장 중요한 언어는 영어다. 한때는 러시아어, 한때는 중국어, 한때는 일본어, 한때는 순우리말이 가장 중요한 언어였다. 세상에서 어떤 언어가 중요하고 정책이 어떻게 변해 가는지를 재빨리 눈치채는 사람이 세상의 권력을 쟁취하고 고위직으로 올라가는 것이다. 어느 날 바닷가를 거닐고 있는데, 바닷물이 빠지면서 바다에 사는 동물들이 재빨리 이동하는 모습이 포착되었다. 그러면 섬세한 사람은 '아, 이것은 쓰나미가 올 조짐이다.'라고 생각하여 재빨리 피난해서 목숨을 건질 수 있지만, 둔한 사람은 아무 생각 없이 지내다가 물에 쓸려가 목숨을 잃을 수도 있다. 또 길을 가다가 이상한 눈빛의 사람을 만나거나 공격 의도를 가진 동물의 눈빛을 봤을 때, 섬세한 사람은 얼른 도망쳐서 목숨을 부지할 수 있는 능력을 가지고 있다. 이처럼 목숨을 지키는 일도 얼마나 예민한지에 달려 있기도 하다. 나는 그래서 예민하고 항상 긴장을 잘하는 사람을 만나면 세상을 다 가질 수 있는 능력을 부모님에게 물려받았다고 생각한다. 이처럼 얼마나 예민한가는 얼마나 높은 자리에 갈 수 있는가의 척도가 될 수 있다고 본다.

무대에서 연주를 해야 할 사람인데 무대 불안 때문에 힘들어서 내원한 분을 만나면 나는 이런 이야기를 한다. 지금은 예민하고 불안해서 나를 찾아왔지만, 앞으로 높은 자리에 올라가면, 언젠가 나를 다시 찾게 될 것이다. 그 때는 "나는 왜 이리 둔할까? 연주를 해도 섬세하지 않고 떨림이 없고 마음이 무뎌서 좋은 연주가 안 된다. 그래서 좀 더 예민해지는 약은 없는가?" 하면서 나를 찾아 올 것이라고 생각한다. 마찬가지로 예민함과 섬세함이 세상을 지배하고 움직이는 힘이라는 것을 알아야 한다.

▶ 시험불안은 병이 아니다

우리나라 수험생들이 겪는 대부분의 시험불안은 병적인 시험불안이 아니다. 단지 일시적으로 발생하는 증상에 불과하므로 치료의 대상이 아니라 관리의 대상일 뿐이다.

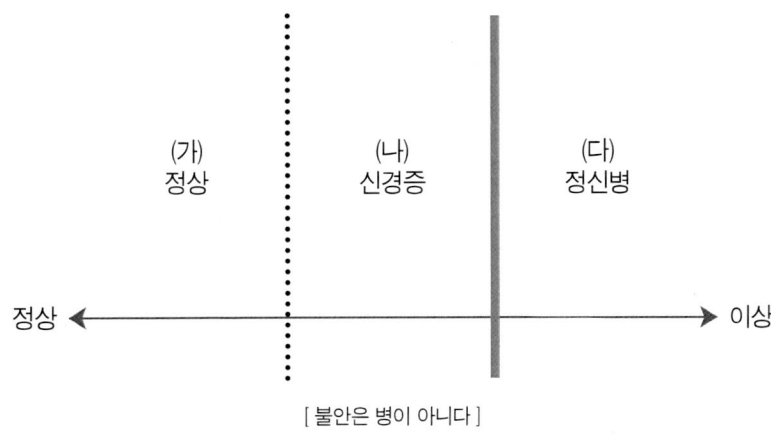

[불안은 병이 아니다]

우선 (다)구간은 정신병의 구간이다. (다)구간에 있는 경우, 몇 마디를 나눠보거나 쳐다보기만 해도 진단이 가능하다. 이 구간에 있는 사람은 두 가지 큰 특징이 있는데 그 첫째가 병식病識이 없다는 점이다. 즉 자신이 병적인 상태에 있음을 알지 못한다는 말이다. 그러니 자기 스스로 한의원에 치료를 위해 방문하지 않는다는 의미이다. 두 번째 특징은 현재 자기의 위치와 시간 같은 감각이 없는 상태다. 이것을 의학용어로 지남력이 없는 상태라고 말한다. 그러니 자기가 현재 병원에 와 있는지, 화장실에 있는지, 식당에 있는지 잘 모른다는 의미이다. 이 구간에 있으면 다른 구간으로 이동도 힘들고, 스스로 치료 받으려고 하지도 않는다. 나는 이런 분들을 치료해 본 경험도 없고 치료할 자신도 없다.

(나)구간은 (가)구간과는 점선으로 이어져 있고 그 구분선을 긋기도 힘들다. 그리고 (다)구간과 가까운 곳도 있지만 결코 그 벽을 넘을 수 없다. 하지만 정상 구간인 (가)구간에서는 어떤 환경에 놓이게 되면 (나)구간으로 이동하게 된다. 가령 친구와 길을 가는데, 갑자기 깜깜해지고 천둥 번개가 치고 옆에 있던 친구가 사라지고, 비명 소리도 들린다면 얼마나 무섭고 두려울까? 이렇게 (가)구간에 있던 사람도 환경에 따라서 언제든지 (나)구간으로 이행할 수 있다는 의미이다. 큰 시험을 앞둔 마음이 예민한 사람의 경우 일시적으로 (나)구간에 가 있다고 볼 수 있다.

　(다)구간의 사람은 치료를 해야 한다. 하지만 (나)구간의 사람은 치료를 하는 것이 아니라 관리를 해야 한다. 즉 큰 시험을 앞두고 예민해서 마음이 불안한 사람은 치료의 대상이 아니라 관리의 대상이라는 뜻이다. 그래서 나는 한의원에 시험불안으로 내원한 수험생을 만나면 '어떻게 잘 치료할까'가 아니라, '어떻게 잘 관리를 해서' 시험 준비 기간과 시험 기간을 무사히 지나갈 수 있을까 하는 방법을 고려한다.

▶▶ **시험불안, 이렇게 해결하라!**

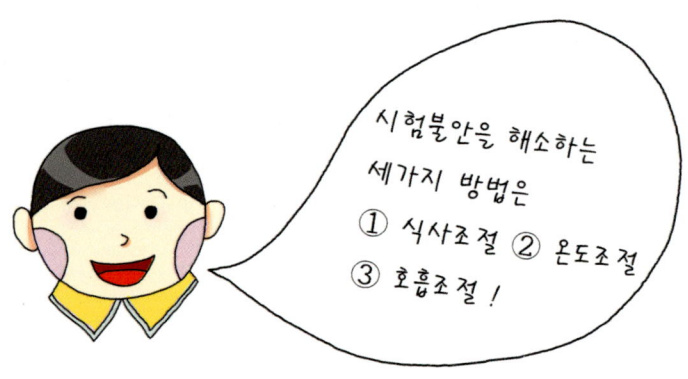

2008년 중국 북경 올림픽에서 도핑테스트에 걸린 북한 사격 선수가 있었다. 그 사격 선수가 사용한 약물과 관련된 이야기를 하고 싶다.

사격 선수는 집중은 잘 되어야 하고 긴장도 안 되어야 한다. 내가 '사격 선수의 딜레마'라고 이름을 붙였는데, 시합 때는 긴장을 하면 집중이 잘 되지만, 손이 떨려서 좋은 점수를 받을 수 없다. 그렇다고 긴장을 완화시키는 약을 복용하면 손은 떨리지 않지만 집중이 되지 않아 좋은 점수를 받을 수 없다. 그래서 사격 선수는 이러지도 저러지도 못하는 상황에 빠지게 되는 것이다.

서양의학 관점에서 보면 집중과 긴장 해소는 동시에 해결될 수 없다. 하지만 긴장을 다스리는 것은 뇌가 아니라 심장이다. 긴장을 해소하기 위하여 뇌의 각성을 억제하는 방법을 사용하지 않고 심장을 강화하여 강심이 되게 만들어서, 긴장이 되지 않도록 하면서도 집중을 유지할 수 있는 방법을 사용한다. 대부분 강심의 방법이 긴장을 해소하여 손 떨림을 방지하는 데 좋은 효과를 낸다. 북경 올림픽 사격 부문에서 마지막 세 발을 남겨 두고 우리나라 선수가 1등을 하고 있었고, 북한 선수가 메달에서 멀어져 가고 있었다. 그런데 북한 선수가 화장실에 다녀온 후 계속 만점에 가까운 점수를 받았고 한국 선수는 메달 확정이 가까워오자 계속 실수를 연발했다. 이 후 도핑테스트에서 북한 선수가 약물을 사용했음이 밝혀졌다. 그래서 사람들이 북한 선수가 신경 안정제를 사용했을 것이라고 예측했는데, 놀랍게도 북한 선수가 사용한 약물은 신경 안정제가 아니라 강심제를 사용하였음이 밝혀졌다.

이렇게 심장을 강화시켜주는 강심의 방법으로 많은 수험생들이 시험불안에서 벗어날 수 있었다. 더구나 올림픽에는 도핑테스트가 있지만, 우리나라 수능 시험에는 도핑테스트가 없다.

이제 시험을 코앞에 두고 간단히 시험불안을 해결하는 방법을 소개해 볼

까 한다. 그 방법은 세 가지이다.

- **식사 조절법**

  시험을 앞두고 배가 고프지 않도록 한다. 배가 고프면 긴장이 되기 쉽다. 배가 고프면 교감신경이 자극되어 긴장이 고조된다. 그래서 배가 고프지 않도록 신경을 써야 한다. 하지만 그렇다고 너무 배가 불러도 안 된다. 배가 너무 부르면 긴장은 없어지지만 부교감신경이 자극되고 복부에 피가 쏠려서 집중이 떨어지기 때문이다. 그래서 시험 칠 때는 배가 고프지도 부르지도 않도록 관리해 주는 것이 중요하다.

- **온도 조절법**

  몸을 따뜻하게 해야 한다. 몸이 차면 긴장을 많이 하게 된다. 그래서 몸을 따뜻하게 해 주는 것이 좋은데, 수능 시험은 초겨울에 실시된다. 그래서 시험장에 가는 시간에 두둑한 옷을 준비하여 입고 가는 것이 좋다. 그리고 시험장에서 옷으로 온도 조절을 할 수 있도록, 가벼운 옷도 안에 몇 벌 입고 가서 더우면 몇 개를 벗어 놓을 수 있게 한다. 시험장이나 면접에서 긴장되면 두꺼운 옷을 입고 있다가, 마치 아이유가 콘서트에 나가듯이 결전의 장소에 겉옷을 벗어젖히고 나가기를 바란다.

- **호흡 조절법**

  천천히 하되 깊은 호흡이 좋다. 심장 박동과 호흡 리듬은 긴밀한 관계가 있다. 너무 빠른 호흡은 정신스텝을 촉진시킨다. 아랫배까지 공기가 들어온다는 느낌으로 천천히 깊은 호흡으로 마음을 가다듬는다. 면접 대기나 시험 전 대기 상황에서 호흡 조절법은 좋은 효과를 낼 것이다.

공부를 잘하는 사람에게 시험불안이 더 많다

시험불안에 관한 책들을 보면 대개 시험에 대한 준비가 덜 되어 있을 때 긴장을 더욱 많이 한다고 나와 있다. 맞는 말이지만 우리나라 현실은 미국과 조금 다르다. 공부가 안 되어 있는 상황에서 시험을 보게 되면 물론 걱정이 되고 시험불안이 생길 수밖에 없다. 하지만 우리나라에서 발생하는 시험불안은 대부분 수능 수험생의 문제이다. 평소 쪽지시험이나 간단한 시험의 문제라면 시험준비가 긴장의 중요한 원인이 될 수 있지만, 우리나라는 수능이라는 큰 시험을 앞두고 준비가 덜 되어 있어서 걱정하기보다, 준비는 오랫동안 철저히 했지만 자기 실력을 똑바로 보여주지 못할까 걱정하여 생기는 불안이다. 실제로 임상에서 살펴보면 그 특징은 공부를 잘하는 수험생일수록 긴장 정도가 심하다는 것을 알 수 있는데, 그 이유는 아래 네 가지가 있다.

▶ 완벽을 추구하는 마음
사람은 마음속에 완벽해지고자 하는 경향이 강하다. 가령 어떤 그림을 그리려고 하는데, 대충 그린 어느 정도 수준의 그림은 망치면 어쩌나 하는 걱정을 안 한다. 하지만 정성을 다한 그림이나 우연찮게 잘 그려서 정말 좋은 그림이 완성되려고 하는 경우, 끝부분에 가서 손이 떨리는 것은 너무도 당연하다. 바로 이런 마음인 것이다. 공부를 잘하는 수험생일수록 더 잘하고 싶고 완벽해지려고 하게 되는 것이다.

▶ 주변의 기대가 클 때 불안하다
공부를 잘해왔던 사람에게는 주변의 기대가 크다. 공부라는 것이 혼자 힘만으로 되는 것은 아니다. 경제적인 뒷받침, 좋은 선생님, 주변의 관심이나 협조가 필요하다. 자녀가 평소 공부를 잘해 왔다면 부모님이 거는 기대는 얼마나 클 것인가? 남편이 고시 준비를 해 왔는데 평소 성적이 좋았다면 힘든 뒷바라지를 하는 아내는 얼마나 기대를 하고 있을까? 공부를 잘하는 수험생은 항상 주변의 기대를 의식하고 있다.

▶ 경쟁 상대를 알고 있으면 더 불안하다.
반에서 1~2등 하는 학생은 내 경쟁 상대가 누구인지 잘 안다. 그리고 경쟁 상대를 항상 의식하고 그 사람이 공부하는지 노는지 관심을 가진다. 반면에 반에서 25등을 하면 24등이 누구인지 26등이 누구인지 모른다. 경쟁자가 보이지 않는 경우와 경쟁자가 보이는 경우 누가 더 마음이 불안할까?

▶ 자신의 성적에 따른 대학과 학과를 알고 있는 경우 더 불안하다
대학입학 시험의 경우, 공부 잘하는 수험생은 자기의 성적에 맞는 학교와 학과를 항상 신경쓰고, 시험 성적에 따른 예측 지원학교를 생각하게 된다. 몇 문제가 더 맞거나 틀려서 성적이 조금만 바뀌면 학교가 바뀌고 학과가 바뀐다. 즉 한 문제 차이로 서울대냐 연세대냐 하는 것이 결정되고 이를 누구보다 수험생 본인이 더 잘 알고 있다. 하지만 중간 성적 이하의 수험생은 문제 몇 개 더 맞히거나 틀리는 것이 당락 결정에 중요한 요소가 되지 않는다. 그러니 누가 더 긴장될 것인가는 자명하다.

공부쟁이 한의사의 생생 경험담 ②
소변 안 나온 안산 사는 학생

안산에 사는 모 학생은 공부를 상당히 잘하는 학생인데, 늘 시험불안에 시달렸다. 그러던 중 급기야 수능 시험 날 일이 터졌는데, 수능 시험 날 소변이 안 나오는 것이다. 오전에는 어떻게 참고 넘겼는데, 오후에는 도저히 참을 수가 없어서 시험을 포기하고 나왔는데, 시험 포기하고 나오자마자 소변이 나왔다는 것이다. 그래서 재수를 했는데, 공부를 안 하려고 하는 것이다. 왜 그런가 하고 물어보니 또 시험에서 그런 문제가 발생하면 어차피 시험을 못 보게 될 것이기 때문에 공부하는 것이 소용없다고 했다. 부모도 울고 그 수험생은 거의 자포자기 상태였다. 그래서 시험과 공부에 대한 상담을 오랫동안 한 다음 시험불안에 대해서는 내가 해결해 줄 테니 공부에만 전념하라고 하고, 9월 평가원 모의고사에서 마음을 편안하게 하는 약 처방을 해 주었다. 약 처방은 시험 당일 집중력 강화와 시험 당일 마음을 안정시켜주는 약을 위주로 했다. 9월 평가원 모의고사 결과를 보니 역시 마음이 편해서인지 성적이 생각보다 잘 나왔고, 소변 문제도 없었다. 이후 수능시험에서 지난 9월 평가원 모의고사 처방에 준해서 약을 준비해 줬더니 수능 시험도 무사히 치르고 성적도 작년보다 많이 향상되어, 좋은 대학에 합격했다고 우리 한의원에 화분을 선물했다.

PART 2
공부하는 몸가짐, 이렇게 관리하라

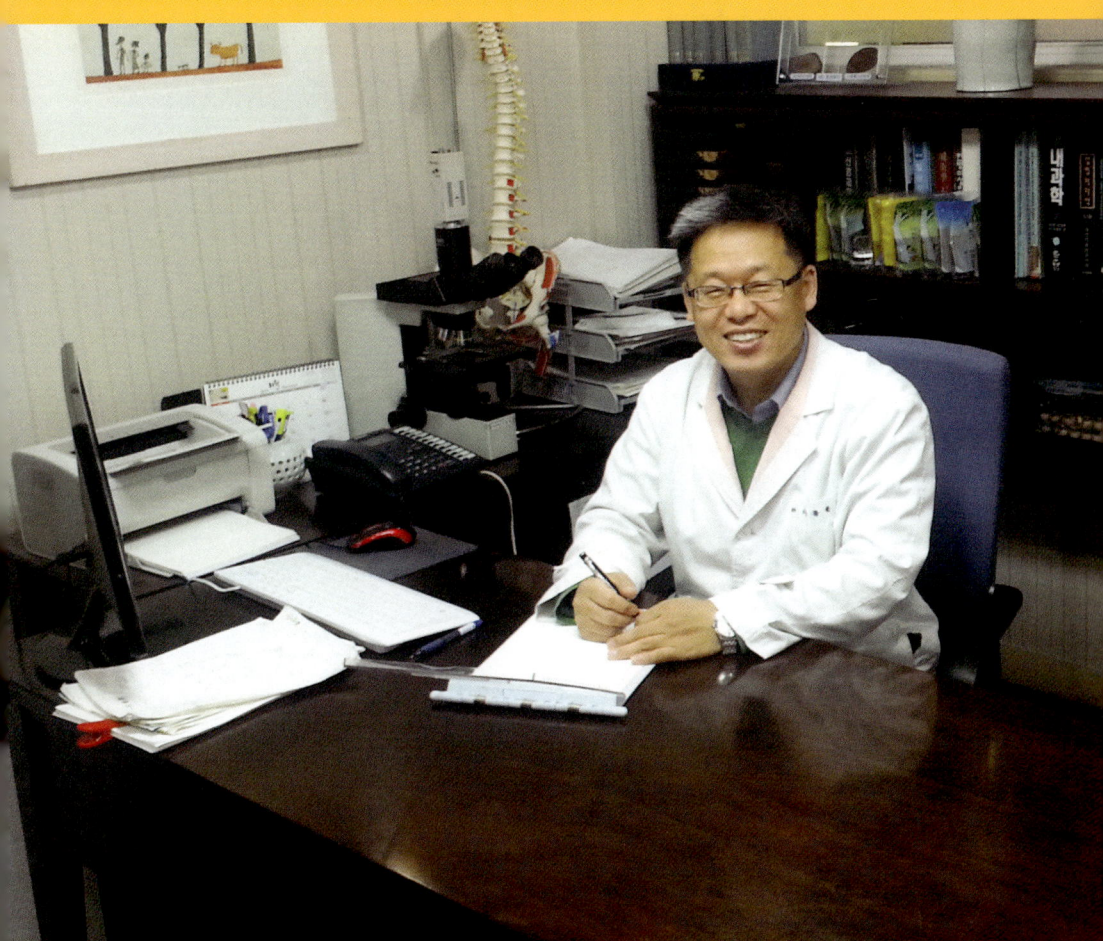

공부하는 몸가짐, 이렇게 관리하라

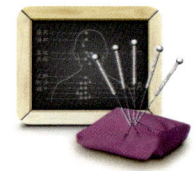

수험생의 몸 관리는 건강 관리(질병 예방)와 치료 관리로 나눌 수 있다.

누군가 나한테 건강하게 오래 살 수 있는 방법이 무엇이냐고 물어본다면 어떻게 대답할까? 나에게 건강에 관한 어떤 철학이 있는지? 나는 어떻게 건강을 관리하고 있는지? 지금 이 책을 읽고 있는 학부모나 수험생은 어떤 대답을 할까? 내가 아는 한 〈황제내경〉黃帝內經에 나오는 다섯 가지 방법보다 더 좋은 대답을 나는 찾지 못했다. 많은 한의학자들은 이미 2천 년 전에 이 부분에 대한 고민을 하고 그 내용을 〈황제내경〉이라는 책으로 남겨 놓았다. 이 책은 많은 의학자들의 경험과 이론을 집대성하여 만들어졌으며 건강 관리와 치료에 관한 한의학 이론의 배경이 되고 있다. 나는 오늘날까지 의학서적을 통틀어 이 책을 가장 완벽하고 훌륭한 건강 관리 이론서라고 생각한다. 이 책은 81편으로 구성되어 있으며, 그 제일 첫 편 첫 구절에 건강하게 오래 살 수 있는 방법 다섯 가지가 나온다. 이것이 한의학 치료법과 건강법의 핵심이라서, 그 무병장수의 방법을 거실에 적어 놓고 수시로 마음에 되새긴다.

① 法於陰陽 (법어음양)

② 和於術數 (화어술수)

③ 飮食有節 (음식유절)

④ 起居有常 (기거유상)

⑤ 不忘作勞 (불망작노)

이 내용의 해석에 앞서 나 스스로에게 반문해 봐도, 현대인들이 이 경구 앞에 당당하기 힘들다는 것이 놀랍다.

'법어음양'이란 음양의 이치를 꼭 지켜야 함을 뜻한다. 즉 자연의 음양 변화에 맞게 양생해야 한다는 메시지다.

'화어술수'는 사계절의 양생을 시간과 장소에 따라 조화롭게 하라는 의미이다. 가령 봄과 여름에는 늦게 자고 일찍 일어나야 하며, 가을에는 일찍 자고 일찍 일어나야 하고, 겨울에는 일찍 자고 일찍 일어나야 한다는 식이다. 우리가 일반적으로 생각하는 것처럼 무조건 일찍 자고 일찍 일어나는 것이 좋은 것이 아니라 계절과 날씨에 맞춰서 수면도 조화롭게 하기를 권하는 것이다.

'음식유절'이라 함은 음식에 절도가 있어야 한다는 뜻으로 너무 많이 먹거나 또 너무 적게 먹지 말고 균형 잡힌 음식 섭취를 하라는 말이 되겠다.

'기거유상'은 거처하는 것이 항상 일정해야 한다는 의미인데 잠자리를 자주 옮기거나 너무 여행을 자주 다니는 것도 피하라는 조언이다.

'불망작노'는 너무 과한 노동은 명을 재촉하므로 경계하라는 뜻이다. 최근 매스컴 등을 통해 운동의 중요성을 설파하는 모습을 자주 본다. 일부 의사들은 건강 비결로 운동을 열심히 하라고 권하지만, 한의학적 관점에서 이는 적절한 처방이 아니다. 너무 몸을 움직이지 않아서 우리 몸의 기가 정체된 경우에 순환의 의미로 가벼운 체조나 스트레칭을 하는 정도면 충분하다. 특히 근력을 강화시킨다는 명목으로 근육 운동을 반복적으로 하는 것은 무병장수를 위해서는 오히려 독이 될 수 있다. 무리하게 운동하다 보면 일시적으로는 힘도 세지고 강해 보일지 모르지만, 그만큼 관절의 마모가 빠르게 진행되며 체내에 노폐물이 축적되어 세포의 노화를 앞당기기 때문이다. 사실 서양의학 교과서 어디에도 건강을 위해 운동을 많이 하라는 조언은 보이지 않는다. 더구나 수험생의 경우 지나친 운동으로 몸이 지친 상태에서 공부를 하다 보면 몸과 마음이 모두 피폐해져 수험 생활 자체가 고통으로 물들게 된다. 여기에서 다시 봐야 할 부분이 있다. 이렇게 건강을 위한 최고의 조언 다섯 가지 중에서 첫 번째와 두 번째가 요즘 말로 하면 자연에 순응이다.

▶▶ 건강하려면 자연에 순응하라

최근 한의원에 목과 어깨가 아파서 찾아오는 젊은 사람들이 많이 늘었다. 왜 이렇게 갑자기 늘어났는지 의문을 가지고 있었는데, 지하철을 타고 가면서 그 이유를 알게 되었다. 한번 살펴보면, 지하철 타고 있는 사람 80% 이상이 고개를 숙이고 있다. 그래서 나는 속으로 '아! 내가 굶어 죽지는 않겠구나.' 라고 생각했다. 무엇을 하느라고 저렇게 고개를 숙이고 있는가 싶어서 봤더니 심심풀이 게임이나 댓글 확인 등을 하고 있었다. 어떤 사람은 귀에 이어폰까지 꽂은 채 고개를 숙이고 스마트폰을 들여다보고 있었.

나를 포함해 한의사들이 건강에 대해 이야기할 때마다 빼놓지 않는 말이 있다. 바로 '자연'이다. 한의학에서 바라보는 인간은 자연의 모습을 본받아 태어났고, 자연의 원리로 인체가 구성되며, 생리 활동 역시 자연의 섭리에 맞추어 진행된다고 보기 때문이다.

인간이 지구상에 처음 등장한 것은 지금으로부터 약 150만 년 전이다. 인류는 그렇게 오랜 시간을 거치면서 지구 환경에 적응했고 그 결과 오늘날까지 살아남을 수 있었다. 하지만 최근 100년 이래 인류는 새로운 환경과 새로운 먹을거리, 새로운 화학물질로 된 세상을 만들어냈다. 150만 년에 비하면 100년은 실로 찰나에 불과한 시간이지만, 이 기간 동안 인류가 변화시킨 세상은 놀라움 그 자체이다. 문제는 우리 인간의 몸이 아직 이러한 새로운 환경에 능동적으로 반응할 만큼 진화하지 못했다는 사실이다.

몇 가지 예를 들어 보자. 우선, 인간의 눈은 어떠한가? 오랜 시간 인간의 눈은 하루에 평균 12시간 정도 사용하는 데 익숙해져 있었다. 그런데 전구의 발명으로 하루 눈 사용 시간이 30% 이상 증가했으며 더군다나 텔레비전이나 컴퓨터, 스마트폰 등이 발명되면서 인류의 생활은 풍요로워졌을지 몰라도 인간의 눈은 더욱 더 혹사당하게 되었다. 인간은 오랜 동안 태양빛을 받아서 반사하는 빛을 이용해 물체를 확인해 왔다. 그러나 스스로 빛을 내는 첨단 기기들의 등장으로 인간의 눈은 전혀 새로운 빛을 받아들이게 되었다. 우리 눈이 태양에서 오는 빛을 흡수했다가 반사하는 자연광에 노출되는 것과 이런 인공조명이 만들어내는 빛에 노출되는 것은 차원이 다른 문제다. 빛의 밝기나 파장 등 성질 자체가 다르기 때문이다. 빛의 스펙트럼을 분석하는 분광기로 빛을 보면 저마다의 특징이 있다. 태양에서 나오는 빛은 연속 스펙트럼으로 모든 파장의 빛이 골고루 나오는 빛이고, 형광등에서 나오는 빛과 컴퓨터 화면에서 나오는 빛은 선스펙트럼으로 몇 가지 종류의 에너지만 가진 파장이 보인다. 즉 자연광과 인공광은 모두 겉으로는 동일한 빛으로 보이지만 실제로는 전혀 다른 종류의 파장을 만들어낸다는 것을 알 수 있다. 당연히 인간의 눈은 자연광에 익숙하며 우리 눈의 시신경은 그 빛의 파장과 빛의 강도에 대해 내성을 갖고 있다. 그런데 현실은 어떠한가? 아직 적응도 하지 못한 빛에 무방비로 노출된 눈은 익숙하지 않은 빛의 파장과 강도로 인해 피로감이 급격히 증가하고 시력도 빠르게 감소할 수밖에 없다.

인간의 귀도 이와 다르지 않다. 청력의 핵심은 내이에 있는 달팽이관 내부의 청신경에 있다. 150만 년 전부터 인간의 귀는 자연의 소리에 익숙해져 왔다. 사람의 음성, 동물의 울음소리, 물소리, 바람소리, 빗방울소리 등 자연의 소리 파장 영역에 내성을 갖도록 진화해 온 것이다. 그러나 오늘날에는 인간에게 익숙한 음색을 대신해 스피커를 통해 재연되고 확대된 소리를 비롯해 자동차와 전자기기 등 기계 소음에 노출되는 양이 절대적으로 많다. 더 큰 문제는 본래 인간의 귀는 열려있는 상태로 두어야 함에도 이어폰으로 귀를 막고 있는 시간이 많아지면서 고막이나 외이도의 공기 순환이 가로막혀 귀 건강에 적신호가 켜졌다는 데 있다.

이제 처음으로 돌아가서 지하철의 많은 승객을 보면, 스마트폰의 빛은 자연 빛이 아닌 인공 광원에서 나오는 빛으로서, 계속 가까운 거리에서 보게 된다면 시신경에 굉장히 안 좋은 영향을 미친다. 귀도 마찬가지다. 귀는 항상 잘 적응된 자연의 소리를 듣게 해야 하고, 뚜껑을 열어 둬야 한다. 그리고 너무 많이 사용하는 것은 자제하는 것이 좋다. 그런데 많은 사람들이 아무런 생각도 안하고 이렇게 자기의 소중한 눈과 귀를 손상시키고 있었다.

이른바 제2형 당뇨병도 자연에 순응하지 못해 생긴 질병이라 할 수 있다. 당뇨병은 제1형과 제2형으로 나뉘는데, 제1형은 선천적으로 인슐린을 분비하는 췌장 내 랑게르한스섬의 베타세포가 기능을 하지 못하는 경우다. 그러나 제2형 당뇨병의 경우 정상적인 췌장 내 랑게르한스섬의 베타세포를 가지고 태어났지만, 후천적으로 베타세포가 인슐린을 잘 분비하지 못하거나 인슐린이 세포들에 작용하여 당분 섭취 기능이 떨어진 병이다. 그리고 그 병의 원인은 인류가 탄수화물을 과잉 섭취한 때문이라고 볼 수 있다. 인류가 탄수화물을 양껏 먹기 시작한 지는 그리 오래되지 않았다. 과거 100년 전에는 가을날 추수를 끝낸 직후에야 탄수화물을 잠깐 배불리 먹을 수 있었다. 하지만 약 100여 년 전부터 종자 개량 및 곡류의 가공 기술 등이 발달하면서 탄수화물의 체내 흡수가 급격히 증가했고, 더구나 음료수와 아이스크림 등 액상의 농축된 고농도 탄수화물을 빠르게 흡수하기 시작하면서 문제가 심각해졌다. 우리 몸은 오래 전부터 낮은 혈당 문제를 해결하기 위해 혈당을 높이는 호르몬을 다양하게 발달시켰다. 글루카곤, 에피네프린, 노르에피네프린, 성장호르몬 등이 그것이다. 그에 비해 혈당을 낮추는 호르몬은 인슐린이 유일하다. 왜냐하면 과거 우리 인류는 탄수화물을 먹을 기회가 거의 없었고 굶는 경우가 많았기 때문에 혈당이 낮아서 문제가 발생하는 경우는 많아도, 지금처럼 갑자기 혈당이 높아지는 경우는 거의 없었기 때문이다. 이렇게 현대인이 농축 탄수화물을 너무 많이 흡수함으로 인해 우리 몸은 혈당을 낮추기 위한 호르몬이 많이 필요하게 되었고, 췌장 내 랑게르한스섬의 베타세포가 과도하게 사용되어 피로가 누적되는 결과를 낳았다. 결국 농축된 탄수화물의 섭취가 지속되는 과정에서 베타세포가 파괴되어 더 이상 인슐린을 만들지 못하게 되었는데, 이것이 바로 제2형 당뇨병의 원인이 되었다.

한 가지 더 말하고 싶은 것은 우리 몸은 지구 환경에 가장 잘 적응된 상태로 진화해 왔을 뿐만 아니라, 이 환경에서 발생하는 문제에 대해 스스로 치유하는 능력도 가지고 있다는 사실이다. 가령, 지구 환경에서 발생하는 바이러스나 박테리아 같은 미생명체로 인한 문제들에 대해서도 내성이 있고, 이런 미생명체의 공격을 이겨낼 수 있는 고등 생명체이기 때문에 현재까지 살아남을 수 있었다. 우리 조상은 우리 몸에 이미 이런 방어 체계를 구축해서 물려주었다. 또한 육체적 상처나 정신적 고통에 대해서도 몸과 마음이 스스로 치유될 수 있도록 물려주었다. 칼에 베이거나 뼈가 부러져도 웬만한 것은 우리 몸이 스스로 치유해서 본래 상태로 되돌리는 능력인 자생력을 가지고 있다. 의사가 하는 것은 단지 우리 몸이 스스로 치유하는 힘을 도와주는 일에 불과하다는 것을 기억해야 한다. 나는 내 몸을 통해 건강을 지키고 병이 들면 스스로 낫게 하는 자생력을 물려준 우리 조상을 믿는다. 그러니 질병에 대해 나약하게 마음먹을 필요가 없다. 더구나 우리 수험생은 인생에서 가장 건강할 나이이다. 소소한 문제에 대해 의연하게 맞서는 것을 먼저 배우는 것이 수험생활 건강의 첩경이다.

이렇게 자연에 순응하는 것으로 귀결되는 건강지킴의 비결을 우리 수험생에게 적용해 보면 어떻게 될지? 또 일상생활에서는 어떻게 응용 가능할지 수험생의 질병 예방을 위한 건강법과 치료법으로 나눠서 살펴보자.

1. 몸 관리는 건강할 때부터

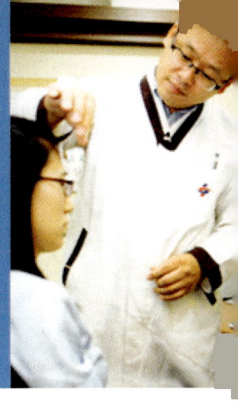

아이가 낭떠러지로 가고 있는 것을 부모가 본다는 어떻게 할 것인가? 내 인생과 상관없는가? 내가 그 길을 가 봤으니 그 길을 가면 안 된다고 말하고 말려야 한다. 그것이 먼저 가 본 사람으로서 가져야 할 책임이고 부모로서 가져야 할 도리이다. 건강에 관해서도 마찬가지이다. 부모가 몰라서 말을 안 하기도 하고 알면서도 말을 못하는 경우도 많다.

▶ 자연에 순응해야 건강을 지킨다

어떻게 하면 건강을 지키고 무병장수할 수 있는지 생각해본 적이 있는가? 여러 가지 이야기가 많이 있지만, 그 내용들을 아우르는 최종 귀결은 자연 순응에 있다. 인간은 약 150만 년 전에 지구상에 나타나서 지구에서 나는 음식을 먹고, 지구의 자연 환경에 적응하여 살아남은 생명체이다. 인간이 지구를 탈출하여 무엇인가를 해보려고 하지만 아직 인간은 지구를 벗어나 본 적도 없고 지구의 도움 없이는 제대로 살아가기 힘든, 지구라는 대 자연에 기생하는 작은 생명체에 불과하다. 인간이 가장 멀리 갔다고 하는 것이 달까지이지만, 역시 지구의 중력권이고 온갖 지구의 것들을 소비한 결과가 그곳에서 계속 생활하는 것이 아니라 잠시 다녀온 정도일 뿐이다. 지구를 벗어났다고 하는 그 우주인들이 지구 밖에서 얼마나 버틸 수 있을까? 이렇게 지구라는 대 자연에 귀속된 생명체의 삶은 자연에 동화되어 있고, 치유는 자연적인 것에 있다. 그렇다면 좀 더 구체적으로 어떻게 하는 것이 자연에 순응하는 것이고, 자연스러운 것인지 알아보자.

1980년대 유행하던 우스갯소리가 있다. 와이셔츠 단추를 하나도 안 풀고 다니면 고지식한 사람이고, 하나를 풀고 다니면 자연스러운 사람이고, 두 개를 풀고 다니면 야성적인 사람이며, 세 개 이상 풀고 다니면 미친 사람이다. 이처럼 자연스러운 것은 너무 적어도 너무 과해도 좋지 않고 우리 생활에 불편을 주지 않을 정도의 중용에 많이 있다.

자연에 순응하는 것은 건강을 지키기 위한 지침서의 역할로 생각하면 좋다. 즉 기준이 된다는 것이다. 예방의학 교과서처럼 일상생활의 모든 것에 대하여 기준을 정하고 허용 범위를 규정하면 좋겠지만, 너무 복잡하여 실생활에서 적용하기가 쉽지 않고, 또 환경과 조건에 따라 그 기준이 바뀌며, 기준량 측정도 쉽지 않아 혼란스러울 때가 많다. 일상생활에서는 '자연스럽다'고 말할 수 있는 간단한 기준, 내 몸과 마음에 간직된 가벼운 기준이 좋다.

자연스럽지 않고 인위적인 것은 일시적으로는 마음에 들지 몰라도 우리가 사는 환경에서는 오래 버티지를 못한다.

- **수면**

밤에 자고 낮에 활동하는 것이 좋다. 많은 수험생들이 조용하고 집중이 잘 된다고 밤늦게까지 공부하고 낮에는 오히려 수업시간에 조는 경우가 많은데, 건강을 위해서도 성적을 위해서도 좋지 못한 습관이다. 우리나라 시험은 대부분 낮에 본다. 낮 시간에 최상의 컨디션을 만드는 것이 좋다. 잠자는 시간을 아끼면서 공부하지 말라고 말하고 싶다. 잠을 자는 것은 시간 낭비가 아니라 우리 몸과 마음이 회복될 시간을 가지는 것이다. 사소한 기계도 정비 시간이 필요한데, 세상에서 제일 소중한 내 몸을 함부로 굴리면 되겠는가? 한의학에서는 수면에 대하여 좀 더 자연적인 이야기를 하는데, 건강을 위하여 겨울에는 충분히 많이 자고 여름에는 조금 적게 자는 것을 권한다.

- **식사**

자연식이 아주 중요하다. 자연에서 나는 음식재료로 가공 과정이 적은 것을 권하고 싶다. 인간이 화식을 하게 되면서 위장의 부담이 많이 줄고 에너지원이 되는 영양분 흡수에 도움을 많이 얻었지만, 불이 가해지면서 일부 영양소는 파괴가 되기도 하고 영양분 과잉이 되기도 했다. 주위를 둘러보면 화식의 비율이 80% 이상이다. 화식이 아닌 생식도 찾아보자. 생식으로 편하게 먹을 수 있는 것으로 과일, 채소, 해조류를 포함한 해산물들이 있다. 화식과 생식은 일장일단이 있다고 생각된다. 화식을 하면 위장에 부담을 줄일 수 있지만 많은 영양소를 잃고, 생식을 하면 흡수율에서 손해를 보지만 다양한 영양소 흡수에는 도움이 되리라 생각한다. 탄수화물도 비슷하다. 탄수화물은 좋은 에너지원이고 위장기능에도 도움이 되지만 오랫동안 과식을 하게 되면 인체 내 탄수화물 대사에 좋지 않은 영향을 줄 수 있다. 그리고 많은 여학생들이 변비로 고생을 하는데, 변비의 원인이 오랫동안 앉아서 생활하기에 장운동이 좋지 않아서 발생하거나 배변습관의 문제라고 흔히들 생각한다. 하지만 내가 보기에는 농축된 영양분 음식을 많이 먹게 되어 변으로 나올 만한 것이 거의 없어서 변비가 발생되는 것 같다. 즉 음료수나 초콜릿, 정제된 탄수화물만을 먹게 되니 장에서 흡수만 되고 변으로 나올 만한 것이 거의 없어서이다. 여학생 변비치료는 섬유질이 많은 거친 음식을 먹게 되면 자연히 해소된다. 탄수화물 이야기를 좀 더 한다면, 탄수화물은 좋은 에너지원이고 위장 기능에도 도움이 되지만, 오랫동안 과식을 하게 되면 인체 내 탄수화물 대사에 좋지 않은 영향을 줄 수 있다. 과일을 선택할 때에는 제철과일을 권한다. 가격도 저렴할 뿐만 아니라 인공적인 환경이나 비료 등을 사용하지 않았을 것이고 그 계절에 맞는 음식이기도 하다.

비타민에 대해 조금 알아보자. 1900년 이전까지는 주요 에너지원인 탄수화물, 지방, 단백질이 영양소의 전부라고 여겼다. 그런데 긴 항해 기간 동안 이 3대 영양분만 먹었더니 사람이 병이 들었다. 그래서 20세기 이후 연구 과정에서 이 3대 영양분 외에도 인체에 꼭 필요한 영양소가 있다는 것을 알게 되었고, 그것을 생활에 꼭 필요한 영양소라는 뜻으로 비타민이라고 이름 붙이게 되었다. 그런데 연구를 하다 보니 인체에 꼭 필요한 영양소가 하나 둘씩 늘어 처음에는 비타민 A B C D E만 있던 것이 나중에는 알파벳을 모두 사용해도 모자랄 지경이 되었다. 이제 알파벳 뒤에 숫자를 붙여서 비타민 B1, B2 하는 식으로 계속 붙여 나가게 되었다. 이 이야기를 왜 하느냐면, 우리 몸에 필요한 영양소는 이름을 붙여서 하나하나씩 세면 끝이 없다. 아마 앞으로도 수백 가지는 더 필요할 것이다. 그 말은 인체에 필요한 영양소를 우리 인간이 만들어서 공급할 수는 없고, 자연에서 나는 것들을 골고루 섭취하는 것이 건강을 위해서는 필요하다는 이야기이다. 직설적으로 말하면 건강을 위해 비타민 챙겨 먹지 말고 자연에서 나는 과일이나 채소나 고기를 먹으라는 것이다. 우스갯소리로 교과서에 나오는 영양소가 골고루 들어 있는 것은 음식물 쓰레기통이 제일일 것이다.

- **활동**

과거 우리 선조에 비해 우리 아이들은 너무 앉아서 지내고 있다. 자연에 순응하는 모습은 많이 뛰어 다니고 활동을 하는 것이다. 공부한다고 바

쁜 아이들에게 일부러 달리기를 권할 필요까지는 없다. 아침저녁 등하교
길, 학교 체육시간, 중간 중간 틈날 때마다 스트레칭과 달리기를 권하고
싶다. 아이들은 양기가 충만해서 가만히 둬도 기운이 나서 몸을 움직이
려고 한다. 단지 너무 붙잡아서 기운을 꺾지만 않으면 될 일이다. 한의원
에 복부 비만으로 찾아오는 사람들이 많은데, 나는 달리기를 많이 하라
고 권한다. 달리기 선수 중에 배나온 사람은 없다.

- **환경**

공부를 잘할 수 있는 건강한 몸을 만들기 위해서는 온도, 습도, 먼지, 유
해물질에 신경을 써야 한다. 먼저 온도에 대해 살펴보면 겨울에는 너무
춥지 않고 여름에는 너무 덥지 않도록 하여 공부에 집중하는 데 방해되
지 않도록 하되, 너무 과하게 하여 면역 기능이 약해질 정도로 하는 것은
좋지 않다. 특히 겨울 난방에는 습도도 중요한 역할을 한다. 온도가 올라
가면 습도가 떨어지기 쉬우니 난방과 가습에 신경을 써야 한다. 여름철
에 습기가 많을 때는 곰팡이도 조심해야 한다. 자녀가 생활하는 환경이
자동차 매연이나 유독물질이 가까이 있는 것을 피하도록 세심한 배려도
중요하다. 이렇게 좋은 공기 환경을 위해 노력하는 데 담배를 피운다면
더 이상 할 말이 없다.

- **자세**

공부를 하다 보면 한 가지 자세로 오랫동안 앉아 있게 되어 관절이 좋지
않은 경우가 많다. 이것은 어떻게 보면 대단히 부자연스러운 일이 될 수
있다. 그래서 휴식 시간이나 등하교길에 스트레칭으로 자주 관절을 풀어
주도록 지도하는 것이 좋다. 한의학의 음양균형은 여기에도 유용한데, 가
벼운 운동을 하되 상하 좌우 관절과 근육이 골고루 사용되도록 해주는

것이 좋다. 운동으로 예를 든다면 체조나 달리기, 수영 등은 상하 좌우를 골고루 사용하여 권하는 것이고, 야구나 테니스는 한쪽만 사용하므로 다른 방법을 찾는 것이 좋다.

- **눈, 코, 귀**

  우리 몸에 달린 여러 가지 감각기관은 각각 자연 속에서 적응하여 익숙한 감각이 있었다. 눈도 자연 광원(태양빛)과 그것의 반사광에 익숙하게 진화되어 왔다. 그래서 되도록 자연광을 잘 활용하는 것이 좋고, 사정이 안 되면 자연광에 가깝게 하되 직접 광원을 오래 보지 않도록 해 주는 것이 좋다. 직설적으로 이야기 하면 텔레비전이나 스마트폰 사용을 자제하라는 것이다. 특히 스마트폰은 불편한 인공광원을 사용하는 데다가 아이들이 오랫동안 집중해서 보게 되며, 가까이에서 쳐다보기 때문에 눈의 피해는 이루 말할 수 없을 정도이다. 물론 너무 강한 햇빛이나 너무 어두운 곳을 피하는 것도 잊지 말자. 귀는 자연의 소리에 노출되는 것이 좋고, 수시로 조용한 환경에서 청신경의 휴식시간을 만들어 주는 것이 좋다. 특히 피해야 할 것은 이어폰을 사용하여 기계음을 자주 듣는 것인데, 이는 나중에 이명 발생의 원인이 될 수 있다. 또 하나 강조하고 싶은 것은 향수 사용에 관한 것이다. 우리 아이들은 향수를 많이 사용하지 않지만, 20~30대 여성들은 사용량이 많다. 그런데 이런 강한 인공 향들이 훗날 호흡기와 후각에 좋지 않은 영향을 끼칠 것이다. 후각은 의외로 뇌세포에 직접 연결되는 신경이며 아주 민감한 감각이라서 쉽게 생각할 문제가 아니다. 최근 향수뿐만 아니라 방향제나 살균을 한다는 미명하에 사용되는 화학물질들이 조만간 호흡기에 큰 문제로 대두될 것이라고 생각된다. 어떤 것을 좋아하는 취향은 언제든지 바뀔 수 있는데, 이런 자극적인 것보다 자연스럽고 냄새가 없으며 부드러운 것에 대해 좋아하는 마음을 가지도록 자녀들을 이끄는 것이 좋다.

- **피부**

사람 사이에 만남이 잦아지면서 청결관념이 생기고, 그렇다 보니 너무 자주 씻거나 강한 세정제 사용이 일반화되었다. 피부는 약산성이 되어야 하는데, 세정제는 알칼리성을 띠고 있어서 사용하고 나면 피부의 방어기능에 영향을 끼칠 수 있다. 너무 안 씻어서 문제가 되기도 하지만 너무 과한 것 역시 피해야 하지 않을까? 옷의 선택도 관심을 가져보면 옷감은 자연소재를 권하고 싶고, 옷 디자인도 우리 아이들이 공부를 하거나 생활하는 데 불편함을 주지 않는 것을 선택해야 한다. 간혹 머리 염색을 하는 경우를 보는데, 머리 염색을 위해서는 기존 모발에 발색제와 산화제 등을 사용하게 된다. 이 발색제와 산화제는 머리카락과 피부에 대단히 안 좋은 영향을 끼친다는 것을 알아야 한다.

▶▶ 마음을 다스리면 만사가 OK

마음을 다스리는 것이 건강관리의 핵심이다. 내가 한의사라고 하니 많은 사람들이 어떤 음식이 몸에 좋은지, 어떤 치료가 건강에 도움이 되는지를 많이 물어본다. 하지만 나는 마음을 다스리는 것이 최고의 건강 유지법이고 최고의 치료법이라고 말한다. 그러면 사람들은 그것이 어떻게 건강을 지키는 방법인지 되묻는 경우가 많다. 나도 대학 졸업하고 얼마 안 된 햇병아리 한의사 시절에는 특이한 방법을 찾기 위해 많은 노력을 했다. 그럴수록 선배들이 마음 수양, 마음 다스리기에 대한 이야기만 자꾸 해대서 답답할 때가 많았다.

한의학에서 병의 원인은 크게 세 가지로 나눈다. 내인(內因), 외인(外因), 불내외인(不內外因)이 그것이다. 내인은 내부에서 생긴 원인인데 과도한 감정의 변화가 몸의 균형을 깨서 생긴 병이며, 외인은 외부의 기후 변화에 의해 생긴 병이고, 불내외인은 외상이나 화상, 동상 등의 경우를 말한다. 여기서 내인은 감정의 변화로 발생한 것으로 칠정七情이라고 하여 일곱 가지 감정인 喜 怒 憂 思 悲 驚 恐(기쁨, 화냄, 우울함, 생각, 슬픔, 놀람, 두려움)이 인체 불균형을 초래한다고 여겼다. 이제마의 사상의학에서도 각 체질에 따른 각 장기의 강약은 감정의 변화에서 출발하였고, 그 마음의 편협함을 경계하였다. 그래서 이제마선생님은 마음을 다스리는 것에 대하여 동의수세보원의 많은 부분을 할애했다.

우리 몸은 마음의 조절에 의해 움직인다. 바깥의 하드웨어 부분이 고장나서 생기는 문제도 많지만, 내부의 소프트웨어가 문제되는 경우가 더 많다는 의미이다. 육체는 정신의 조종에 의해 움직인다. 정신은 신경에 의한 빠른 조절과 호르몬에 의한 광역 조절을 이용하여 육체를 움직인다는 것이 서양 생리학의 기본 생각이다. 신경학적으로 우리의 뇌는 감각을 받아들이고, 운동을 조절하는 것 외에 스스로 여러 상황을 조절하여 통합하는 기능을 가졌는데 이것을 연합기능이라고 부른다. 연합기능은 각성이나 주의기능, 기억 및 학습기능, 감정조절기능, 언어기능 등으로 나뉘고 이런 기능들이 인체를 조절한다. 이처럼 정신은 정신 그 자체와 육체 모두를 다스린다. 정신이 건강하면 마음과 몸 모두 건강하게 되는 것이다. 이 정신은 신경학적인 뇌와 정신학적인 마음을 모두 포함한다.

정신의 영역에는 여러 가지가 있을 수 있으나 나는 긍정의 마인드가 가장 중요하다고 여긴다. 플라시보 효과에서 보듯이 마음을 긍정적으로 가지면 질병도 치료할 수 있다. 마찬가지로 긍정의 마음만으로도 정신적 육체적인 건강유지를 할 수 있다. 세상일은 긍정적인 면과 부정적인 면이 같이 있게 마련이다. 공부를 하다 보면 힘이 들어 중간에 포기하고 싶은 생각이 날 때가 많다. 이럴 때마다 긍정적인 면을 보려고 하는 마음이 용기를 준다. 몸도 마찬가지다. 괜한 짜증과 부정적인 생각으로 조금만 불편해도 짜증내고 세상에 대해 불만을 가지고 생활하다 보면 정말 몸이 아파지게 되는 것이다. 초등학교 시절부터 긍정적인 마음으로 세상과 학교를 바라볼 수 있도록 지도가 필요하다.

세상이 갈수록 복잡다단해져서 마음의 문제가 점점 더 커지고 있다. 연일 뉴스에 나오는 사건은 차치하고라도, 학교생활과 세상의 요구 사항이 늘어나다 보니 친구들 간에도 문제가 많이 발생하고 그런 것이 스트레스로 작용하여 우리 아이들의 마음과 몸이 병들어가기도 한다. 우리 아이들이 이런 정신적인 스트레스에 대해서 내성을 가지려면 마음에 대한 교육, 인성에 대한 교육이 필요하다.

나는 한의원에 찾아오는 많은 고3 수험생에게 달관에 대한 이야기를 자주 한다. 큰일을 앞둔 사람은 세세한 일에 관심을 가지면 안 된다. 공부라고 하는 큰 명제 앞에서 쩨쩨한 세상일은 잊고 달관하는 마음으로 세상사를 관조하라고 권유하고 싶다. 도사들한테 자잘한 돈 이야기를 한다고 도사들이 눈이나 깜짝 하는가? 무술에서도 제일 강한 것이 무심타법이다.

마음을 다스리기 위한 경구가 있어서 소개해 본다.

보왕삼매론– 마음이 편안하면 몸이 즐겁다

공부를 오래 하다 보면 정신적 괴로움에 시달리기 마련이다. 각종 잡념과 외로움, 인생에 대한 오만 가지 생각이 들기도 한다. 특히 고시 공부의 경우 오랫동안 공부를 하다가 잘못된 생각이나 관념에 사로잡혀서 이상한 길로 접어들거나 인생행로에 대한 생각으로 빠져들어 '도대체 지금 나는 왜 이 길을 가고 있는가? 여기가 어디인가?'하는 궁금증에 사로잡히기도 한다.

물론 공부를 하는 도중에 맞닥뜨리는 이러한 의문들에 대해 진지하게 생각해보고 인생이나 진로에 대해 심사숙고하는 시간이 무의미한 것만은 아니다. 하지만 이러한 생각에 지나치게 매몰되어 해야 할 공부를 뒷전으로 미루게 된다면 그것은 필시 경계해야 할 일이다. 더구나 그러한 생각들에 사로잡혀 원래 목적했던 길을 두고 엉뚱한 방향으로 진로를 틀어버린다면 실로 큰 곤란에 빠지게 된다. 또 그로 인해 정신적인 피로가 더해져 공부에 방해가 될 수 있음도 명심해야 한다.

혹시라도 수험생 가운데 이런 상황에 놓여 있거나 앞으로 비슷한 경험을 하게 될 것에 대비해 보왕삼매론寶王三昧論을 소개하고자 한다. 보왕삼매론은 중국 명나라 때 묘협이라는 스님이 불자들이 어려운 일을 당했을 때 어떻게 마음을 써야 하는지에 대해 쓴 글이다. 여기에는 건강한 마음을 갖기 위해 금해야 할 10가지 생각이 나온다.

보왕삼매론에 10가지 금지가 있는데 아래와 같다.

① 몸에 병 없기를 바라지 말라.(念身不求無病)
② 세상살이에 어려운 일이 없기를 바라지 말라.(處世不求無難)
③ 공부하는데 마음에 장애가 없기를 바라지 말라.(究心不求無障)
④ 수행에 마(魔)가 없기를 바라지 말라.(立行不求無魔)
⑤ 일을 도모함에 쉽게 되기를 바라지 말라.(謀事不求易成)
⑥ 사람을 사귐에 있어 내가 이롭기를 바라지 말라.(交情不求益我)
⑦ 남이 내 뜻대로 순종해 주기를 바라지 말라.(於人不求順適)
⑧ 덕을 베풀되 대가를 바라지 말라.(施德不求望報)
⑨ 이익을 분에 넘치게 바라지 말라.(見利不求霑分)

⑩ 억울한 일을 당했을 때 해명하려고 하지 말라.(被抑不求申明)

이 가운데 내가 수험생에게 당부하고 싶은 항목은 다음의 두 가지이다.

"세상살이에 어려운 일이 없기를 바라지 말라."
"공부하는데 마음에 장애가 없기를 바라지 말라."

공부가 쉬우면 그만큼 공부의 가치는 떨어지게 마련이다. 공부를 하는 과정에서 마음의 장애가 따르기 때문에 공부가 어려운 것이고 또 그러하기에 공부의 가치가 더욱 빛나는 것이다. 더불어 그런 어려움을 견뎌내야 다른 사람들의 어려움도 이해할 수 있다. 참고로 이러한 경구를 만났을 때는 경구 자체에 지나치게 얽매이지 말고 자신에게 필요한 부분을 긍정적으로 수용하는 지혜가 필요하다.

▶▶ 내 몸의 주인은 나

어떤 가난한 사람이 살았는데, 그 가난이 너무 싫어서 가난에서 벗어나려고 해도 벗어나기 힘들었다. 그래서 그 마을의 부자를 찾아가서 어떻게 하면 부자가 될 수 있는지 물어 보았다. 부자는 그 가난한 사람을 데리고 산으로 올라가 낭떠러지 앞에 섰다. 그 낭떠러지에는 나무가 한 그루 있었고, 그 나뭇가지를 잡고 매달리라고 했다. 아래로 떨어지면 죽을 수 있는 곳에서 나무를 잡고 매달리니 무섭고 힘들었다. 그런데 그 부자는 한 손을 놓으라고 말했다. 위험했지만 부자가 시키니 할 수 없이 한 손을 놓았다. 그러자

부자는 나머지 한 손도 놓으라고 이야기를 했다. 가난한 사람은 이 손을 놓으면 죽게 되니 놓을 수 없다고 소리쳤다. 그 때 부자가 말하기를 아무 걱정 말고 내가 알아서 할 테니 나머지 한손을 놓으라고 재촉했다. 손을 놓으면 당연히 죽게 되지만, 마을에서 돈도 많고 덕망 높은 그 부자가 이렇게 확신을 가지고 말하니 정말 그럴까 싶은 마음도 들고, 뭔가 방법이 있으니 나한테 그런 주문을 하는 것 아닌가 싶기도 하다. 여기서 나머지 손을 놓으면 될까? 손을 놓으면 당연히 죽게 되는 것이다.

세상 살다 보면 이런 일들이 너무 자주 발생한다. 자기가 생각해보면 당연해 보이는 것인데, 다른 사람들이 이런 저런 감언이설로 이야기하면 혹시 그럴 수도 있을까 싶은 마음에 사기를 당하는 사람이 많다. 더구나 돈도 많고 뭔가 있어 보이는 사람의 이야기를 듣게 되면 당연한 일들에도 마음이 흔들리게 된다. 이렇게 사람들은 뻔해 보이는 것에도 사기를 당하기도 한다.

이 이야기를 건강으로 바꿔보면 이렇다. 내 건강에 대한 책임은 낭떠러지 끝 나뭇가지를 잡은 나 자신에게 있음에도 불구하고 건강에 좋다는 많은 이야기에 현혹되는 경우가 많다. 유명 대학의 교수라는 사람, 텔레비전에 나오는 사람, 외국의 어디에서 뭔가를 했다는 사람의 이야기에 많이들 흔들린다. 특히 규모가 큰 병원에서 영어로 어려운 이야기를 섞어서 이야기하면 무슨 말을 하는지 잘 모르겠고, 뭔가 똑똑한 사람이니 나보다 잘 알겠다 싶어서 더 쉽게 홀리게 된다. 그래서 이렇게 똑똑하니 내 몸과 내 자신에 대해서 잘 알겠지. '설마 이렇게 똑똑한 사람이 나를 상하게 하거나 해를 끼치지는 않겠지.' 하는 심정으로 내 몸을 쉽게 맡기게 된다.

내 몸의 주인은 나 자신이다. 아무리 돈을 많이 주어도 남이 내 몸을 책임질 수는 없다. 내 몸이 한번 망가진다면, 이후에 돈으로 보상받는다고 해서 이미 망가진 몸이 돌아올 리 만무하다. 보험회사 광고처럼 보험에 가입해서 돈으로 보상받는다고 망가진 몸이 회복될 수 있을까? 이런 저런 가벼운 건강 상품으로 건강을 살 수 있다는 얄팍한 상술에는 강력한 경고가 필요하다. 건강이나 목숨에 대한 더 큰 결정을 앞두고 규모가 큰 병원이나 대단해 보이는 수식어가 붙은 의사에게 내 모든 것에 대한 결정을 쉽게도 맡기는 것을 보면서 이런 생각을 해 보았다. 최소한 내 몸은 내 자신의 것이니 왜 이렇게 되었고 어떻게 해야 지킬 수 있는지에 대한 고민을 스스로 해야 한다.

최근에 한의원으로 찾아오는 많은 수험생들과 학부모들을 만나보면 건강에 대한 염려로 검사를 너무 많이 하고 있다는 느낌을 지울 수 없다. 검사를 해 보아야만 내 몸을 제대로 알 수 있다는 생각을 언제부터 가지게 되었는지 모르겠다. 병원 입장에서야 검사를 많이 하면 병원 수익에 도움이 되니 이것저것 권하겠지만, 환자 입장은 전혀 다르다.

① 검사를 해 봐야 몸 상태를 알 수 있다는 생각은 잘못되었다. 검사가 내 느낌이나 나 자신보다 나를 더 잘 알 수 있다는 생각은 착각이다. 검사는 수없이 많고 의사가 어떤 사실을 인지하고 그것을 확인하는 정도로 사용하는 것이지 그물을 던져서 무엇인가를 잡아내는 것이 아님을 먼저 알아야 한다. 우리 몸은 아주 정교해서 내 감각만으로도 문제를 알아낼 수 있으며 그 느낌이 제일 중요하다.

② 검사로 질병을 모두 알아낼 수 있다는 것은 잘못된 생각이다. 검사는 단지 진단 확인에 도움을 주는 것에 불과하다.

③ 검사를 해 보고 문제가 없다고 나오면 기분 좋으니까, 밑져야 본전 식으로 한번 해 보자고 생각하는 것도 잘못이다. 대부분의 검사는 인체에 많은 영향을 끼치고 일부는 심각한 문제를 야기하기도 한다는 사실을 잊지 말아야 한다. 예를 들어 정확한 암 검사를 위해 CT나 X-ray, MRI를 많이 사용한다면, 강한 방사선이나 강한 자기장 등의 고 에너지에 많이 노출되어 정말 암에 걸리게 될 수도 있음을 알아야 한다.

④ 세상의 많은 지표는 연속적이다. 물리 실험도 그렇고 인체를 대상으로 하는 검사도 마찬가지이다. 즉 검사 결과가 계단식으로 어디까지가 정상이고 어디까지가 비정상이라고 나오는 것이 아니라, 정상과 비정상은 판단하는 사람에 따라 얼마든지 달라질 수 있는 수치라는 의미이다. 암세포도 어디까지가 암이고 어디까지가 정상이라고 그어진 선이 존재하는 것은 아니다. 평균값과 확률 95%의 값이라는 것도 어디까지나 '참고치'임을 잊지 말아야 한다.

⑤ 인체는 실험 대상이 아니다. 몸이 안 좋다고 처음부터 정밀한 검사로 결과를 확인하는 것이 아니라 가장 흔하고 간단한 것부터 확인하고 관리나 치료를 해 본 다음, 더 필요한 경우에 좀 더 나아가서 검사를 해 볼 수 있을 것이다.

특히 큰 시험을 앞두고 있는 우리 청소년들은 '의사란 내 건강을 지키는 데 도움을 주거나 조언을 해 주는 사람에 불과하다.'는 것을 한 번 다시 생각하기 바란다.

▶▶ 재생이 가능하게 설계된 우리 몸

동의보감 첫머리에 따르면, 인간의 모습은 우주 자연의 모습을 띠고 있다고 한다. 얼굴이 둥근 것은 하늘이 둥글기 때문이고, 다리가 모난 것은 그 딛고 서는 땅이 모나기 때문이고, 하늘에 4계절이 있는 것처럼 사람에게 사지가 달려 있다는 말로 시작된다. 이처럼 한의학 철학에서 인간은 우주 자연을 담고 있는 만물의 영장이다. 우주 자연은 일시적으로 문제가 생기기도 하지만 스스로 그 문제를 보듬어 해결해 나가는 것처럼, 인간의 몸도 스스로 재생할 수 있도록 만들어졌다고 주장하는 것이 한의학 철학이다. 찢어진 상처를 꿰맨다고 되는 것이 아니다. 떨어져 있는 두 부위를 근처에 붙여주면 인간 스스로 피부가 재생되어 붙는다. 골절이 되어도 근처에 두면 인간 스스로 부러진 뼈에서 진액이 나와서 스스로 유합이 되는 것이다.

인간의 몸은 우리가 생각하는 것처럼 연약하지 않다. 만일 쇠로 손가락 모양을 만들어 50년 정도 사용한다고 생각해 보자. 그쯤 사용하면 아마 닳고 닳아서 그 형태조차 알아보기 힘들 것이다. 하지만 인간의 손은 어떤가. 부드럽고 연약해 보이지만 50년을 사용해도 그 관절이나 모습이 어느 정도 원래 모습을 간직하고 있다. 어떻게 그럴 수 있을까. 바로 인간의 몸이 재생되기 때문이다.

지금까지 인간은 온갖 대자연의 변화에 잘 적응해 왔고 그 과정에서 필요에 따라 진화되면서 살아 왔다. 우리가 미처 알지 못하는 부분까지도 적응된, 아마도 가장 잘 적응된 인간이 바로 현대인일 것이다. 따라서 우리는 우리 몸에 충분히 자부심을 가져도 된다. 그럼에도 건강과 관련해 사소한 문제나 어려움 앞에서 두려움과 걱정에 휩싸인 나머지, 질병에 굴복해버리거나 약물이나 의사에 의존해버리는 경우를 자주 목격하게 된다. 내 재산은 내가 지키고 관리해야 하듯 내 몸 역시 내가 지키고 관리해야 한다. 하늘과 자연, 그리고 우리 부모님이 물려주신 이 좋은 몸을 어떻게 사용해야 할 것인가에 대해 진지하게 탐구해 가면서 말이다.

▶ 먹는 것, 배설하는 것, 자는 것

한의원에서 진료를 할 때 많이 강조하는 말이 있다. 진찰을 할 때 물어보는 말 중에 식욕이나 소화에 관한 것, 대변이나 소변 등 배설에 관한 것, 수면에 관한 것이다. 물론 진찰할 때 참고해야 할 것이 많다. 하지만 건강 상태를 체크할 때 가장 단순하게 이 세 가지를 먼저 조사한다. 우리 몸에 들어오고, 나가고, 휴식하는 이 세 가지가 잘 돌아간다면 어느 정도 건강한 상태임을 알 수 있다. 우리 아이들은 어떤가? 식사를 규칙적으로 잘 하고 있는가? 제대로 된 음식을 먹고 있는가? 대 소변은 규칙적으로 잘 보고 있는가? 수면 시간은 적절하며 문제없이 자고 있는가?

부모로서 자식의 건강 상태를 수시로 체크해야 하는데, 위에서 말한 이런 사항을 잘 확인하여 문제가 없다면 자녀의 몸 상태는 어느 정도 잘 돌아가고 있다고 봐도 된다.

▶ 식품 첨가물 주의보

자녀의 음식, 배설, 수면을 점검하는 것이 건강 상태 체크의 중요 요소라고 말했다. 그 중에서 먹는 것에 대해 조금 추가해서 말하고 싶다. 음식은 입으로 들어가서 우리 몸을 움직이는 에너지원이 되기도 하고 우리 몸의 일부가 되기도 하는 중요한 것임은 누구나 알고 있다. 하지만 바쁜 생활 속에서 빠르고 편한 것을 위주로 하다 보니 중요한 부분을 잃어버리는 것 같아서 추가해서 이야기하고 싶다.

우리 아이들에게 과자를 많이 먹지 말라고 한다. 그리고 햄버그나 과자들은 정크 푸드라고 하면서 먹지 못하게 한다. 아이들은 맛도 좋고 모양도 예쁘면서 먹기 편리한 햄버그와 과자를 부모가 왜 먹지 못하게 하는지 늘 불만이다. 아이들에게 그냥 과자 먹지 말라고 하면 짜증내고 뒤에서는 과자를 계속 먹게 된다. 부모들이 과자를 못 먹게 하는 이유가 무엇일까? 누구는 밀가루에 들어있는 글루텐 성분이 소화기를 안 좋게 한다. 누구는 소금 성분이 많이 들어가서 안 좋다. 누구는 입맛을 변화시켜서 안 좋다. 누구는 칼로리는 높고 영양분이 적어서 문제다. 다들 여러 가지 이야기를 한다. 맞는 이야기다. 하지만 내가 보기에 가장 큰 문제는 식품첨가물이다. 식품첨가물이 얼마나 많이 들어 있는지 과자를 사서 옆면에 첨가물 표시를 볼 때마다 두려움을 넘어서 공포를 느낀다. 내가 내 자식에게 과연 음식을 먹이고 있는 것인지 식품첨가물을 먹이고 있는 것인지 자괴감이 들 때도 많다. 식품을 보관, 가공, 유통하는 과정에서 불가피하게 식품첨가물이 들어가야 될 경우도 있다. 아래 표는 식품의약품안전처에서 소개한 식품첨가물의 종류와 그 기능을 실은 것이다. 식품첨가물은 크게 세 가지 종류가 있다. 자연적인 천연첨가물과 화학적합성 식품첨가물, 혼합 식품첨가물이 그것이다. 혼합 식품첨가물은 자연 식품첨가물과 합성 식품첨가물을 섞은 것을 말한다. 천연 식품첨가물은 약 50여 종이고 화학적합성 첨가물은 약 370여 종이다.

나는 이렇게 분류하는 것에 대단히 불만이다. 대부분 사용하는 것이 화학적합성 첨가물이며 몸에 대단히 해로움에도 불구하고, 분류 중에 자연 식품첨가물도 있으니 사람들한테 '식품첨가물 중에 나쁘지 않은 것도 있는데 대놓고 식품첨가물을 욕하지 마라.'는 메시지가 들어 있다고 생각한다. 그래서 나는 대놓고 식품첨가물이라고 말해 주는데, 그것은 화학적합성 첨가물을 지칭하는 것이다.

식품첨가물이란 식품의 품질을 높이고 보존성과 기호성을 향상시키며 식품의 가치를 높이기 위해 인위적, 고의적으로 사용되는 물질을 말한다. 그러나 많은 식품첨가물이 식품 가공을 위하여 필요불가결한 것으로서 첨가

되기도 하지만, 제품 판매 증가를 위해 첨가되는 측면이 강하여 그 사용량도 증가하고 신뢰는 떨어지고 있다. 식품첨가물은 식품의 본래 성분이 아니라서 대부분 소량이 첨가되지만, 음식물을 통해 일생동안 섭취하기 때문에 인체에 미치는 영향이 크다. 이렇게 유발된 환경호르몬의 문제는 인류가 지금까지 화학물질에 대해 느껴온 독성과 다른 새로운 중대한 위험성을 제기하고 있다. 화학물질과민증은 지금까지는 체내의 해독작용에 따라 처리가 가능했지만, 다량의 화학물질의 범람으로 그 해독 능력의 한계를 넘어선 결과라고 할 수 있다. 합성첨가물은 노화를 앞당기는 간접적인 발암성물질로서 작용하는 활성산소발생의 원인물질의 하나이다. 그밖에 합성첨가물은 위장 등의 소화기관에 자극을 주어 장해를 일으키거나 병의 회복을 지연시키는 작용을 한다.

　무엇보다 화학적합성 물질을 먹어서 안 되는 세 가지 이유가 있다.

　첫 번째 안정성의 문제이다. 자연에 존재하는 물질들은 만들어진 지 오래되었기 때문에 생성 당시에는 화학적으로 불안정한 물질이었더라도 오랜 세월이 지나면서 화학적으로 안정된 상태로 바뀌기 때문에 자연에 있는 많은 물질들은 극히 일부만 빼고 안정적이다. 자연에 존재하던 기존 물질과 달리 새로 합성된 물질은 화학적으로 불안정하여 시한폭탄을 안고 있는 것과 같다.

　두 번째는 순도의 문제이다. 화학적 공정을 거치면서 제조회사가 기대하는 만큼 100% 순도 물질을 만들기란 쉽지 않다. 공정 과정에서 제조회사가 기대하는 물질이 100% 만들어지는 경우는 거의 없다. 제조 과정에서 극미량이라도 기대하지 않았던 화학물질, 즉 원래 자연에 없었던 제 3의 물질이 만들어진다. 그 물질이 인체 내에 들어가게 되면 크나큰 위해 요소로 작용될 수 있다. 이런 물질들 중에는 인체 내에서 효소로 작용하게 되어 아주 적은 양이라도 계속해서 반복되면 인체에서는 독이 되는 경우가 많다.

세 번째는 적응의 문제이다. 우리 몸은 150만 년 동안 진화되어 오면서 자연에 있는 물질들에 적응되어 있다. 그래서 많은 자연물질들은 소화, 분해, 흡수, 배설 과정에 익숙해져 있다. 이것은 우리 몸뿐만이 아니고 우리 인체 내 세포 소기관 등도 마찬가지이다. 자연에 있는 물질을 그대로 섭취하는 것에 우리 몸은 가장 잘 적응되어 있고 우리 몸에 들어와서 공생하는 미토콘드리아 등의 세포 소기관은 잘 적응되어 있다. 하지만 기존 자연에 존재하지 않았던 새로운 화학합성물질을 먹는 순간, 설령 그것이 겉으로 크게 드러난 독성이 아닐지라도 인체 내부에는 치명타를 가져다 줄 수밖에 없다. 가령 눈에는 맛있어 보이고 혀끝에는 달콤하게 느껴지며 부드럽게 삼킬 수 있을지 모르겠지만, 우리 몸 내부의 세포들은 그 물질에 치명타를 입고 있는지도 모른다. '식품첨가물로 눈과 코와 혀는 속일 수 있지만 우리 몸속의 세포와 조직, 소기관과 장기는 속이지 못한다.'

또한 천연첨가물이라고 해서 무조건 안전한 것은 아니다. 천연첨가물 중에도 돌연변이원성이나 알레르기성을 가진 것이 있을 수 있고, 제조 과정에 불순물이 혼입되기 쉽고 이물질에 의한 트러블도 있다. 제조 공정 중에 화학약품을 사용하는 일이 있고 이들이 혼입될 위험성이 있다.

요즈음 우리 청소년들이 먹는 음식을 들여다보면 불쌍한 마음이 앞선다. 그 중에서 식품 첨가물에 대한 부분은 너무 심각하다. 진료 중에 아이들에게 좋아하는 음식을 물어보면 모두 식품 첨가물이 가득 든 음식만 꼽는다. 우리 몸은 저마다 부모님에게 물려받은 건강이라는 작은 연못을 가지고 있다. 이런 식품 첨가물은 쓰레기와 같아서 조금만 먹어도 건강의 연못에 영향을 준다. 하지만 적은 양일 때는 연못이 정화를 하거나 버텨낼 수 있다. 그러나 이런 식품 첨가물이 과량으로 들어가면 건강의 연못이 버티지 못하고 결국 쓰레기로 뒤덮여서 정화 기능을 상실하게 되고 말 것이다.

'식품첨가물은 음식이 아니다. 우리 인간은 음식을 먹고 살아야 한다.'

공부쟁이 한의사의 생생 경험담 ③
예민한 자가 성공한다!

2008년 10월에 급하게 찾아온 재수생이 있었다. 수능이 불과 20일 남은 시점이었다. 시험을 앞두고 항상 불안해서 제 실력을 발휘하지 못한다는 것이었다. 원래는 올1등급 정도의 실력인데 수능 당일 긴장을 많이 해서 시험지가 다 젖을 정도로 땀이 나고 시험지만 받으면 머릿속이 백짓장이 되어 거의 20분을 멍하니 아무 생각 없이 앉아 있다가 정신을 차리고 시험을 본다는 것이었다. 그래서 작년 수능에서도 1교시 언어 영역과 2교시 수리영역에서 얼토당토않은 성적이 나와서 재수를 하게 되었는데, 작년과 같은 실수를 할 것 같아서인지 9월 평가원 모의고사에서도 평소와 달리 아주 안 좋은 성적을 받게 되었다. 그래서 시간이 없어 바쁜 와중에도 부모님과 함께 내원을 하게 되었다. 그 학생은 필자와 상담을 하면서도 손을 벌벌 떨고 몹시 초초해보였다. 올해는 재수인데 올해마저 실수하면 그냥 죽어버리고 싶은 심정이라고 했고, 이 고생을 또 해야 할 것을 생각하면 세상 모든 것이 싫어진다고 했다. 또 내 실력을 한 번의 평가로 결정한다는 것이 너무 억울하다고 말하였다. 그래서 30분 정도 수험생과 학부모의 이야기를 들으면서 생각해 보았다.

얼마나 힘들었을까? 부모님께서는 얼마나 걱정을 많이 했을까? 이 수험생은 고통 속에서 세상에 대해서 얼마나 많은 원망을 했을까? 수능 시험이 이렇게 부조리한 것일까? 왜 자기가 바뀌려고 하지 않고 세상이 바뀌어야 한다고 생각했을까? 자기 자신이 수능에 맞는 인간이 될 것이지, 왜 수능제도가 자신에게 맞도록 바뀌어야 한다고 생각했을까? 아무리 수능제도가 바뀌어도 자신과 꼭 맞는 제도가 될 수 없다. 마찬가지로 수능 제도가 어떻게 바뀌더라도 자기 자신이 수능에 맞도록 변신하면 쉬운 문제이다. 먼저 마음가짐부터 바뀌어야 한다.

시험에서 긴장을 많이 한다는 것은 그만큼 예민한 마음을 가지고 있다는 뜻이다. 귀가 예민한 사람은 훌륭한 음악가가 될 자질을 타고난 것이고, 눈이 예민한 사람은 훌륭한 미술가가 될 자질을 타고난 것이다. 평범하게 들리는 음악도 훌륭한 음악가가 들으면 박자나 호흡을 놓친 것을 단박에 집어낸다. 예민한 눈을 가진 미술가는 평범한 우리 눈으로는 구별할 수 없는 구도나 음영 등 세세한 부분을 단번에 예민한 눈으로 집어내게 된다. 마찬가지로 예민한 마음을 가진 사람은 세상을 지배할 수 있는 능력을 가지고 태어난 것이다. 한의원을 하다 보면 침 치료를 해야 되는 경우가 많은데, 훌륭한 예술가나 고위직에 있는 분들이 오는 경우 아주 가볍게 침 치료를 했음에도 전신에 땀을 뻘뻘 흘릴 정도로 예민하게 반응하는 경우를 많이 보았다. 그래서 예민한 사람이 고위직으로 많이 올라간다고 생각하게 되었다.

　세상은 항상 변한다. 금리, 물가, 날씨, 여론, 세계정세, 돈, 권력도 수시로 바뀐다. 이럴 때마다 그 예민한 감각으로 그 변화를 빨리 눈치채어 그것에 적당한 모습으로 변신하면 돈, 명예, 권력도 쟁취할 수 있지만, 이런 정보에 둔감한 사람은 몸으로 먹고 살아야 하는 사람이다. 즉, 세상일에 둔감한 사람은 노무직, 막노동 등 몸으로 먹고 살아야 될 사람이 되고, 섬세하고 예민하여 세상의 변화를 빨리 눈치채고 그것에 맞게 움직이는 사람은 세상을 지배하는 삶을 살게 된다. 예를 들어보겠다. 한때 우리나라는 영어가 제일 중요할 때도 있었고, 순 우리말이 중요할 때도 있었고, 중국어가 가장 중요할 때, 러시아어가 가장 중요할 때, 일본어가 가장 중요할 때도 있었다. 그런 것에 발맞추어서 그 변화에 빨리 적응하여 대비를 했다면 높은 자리, 좋은 자리에 올라갈 수 있었다. 돈도 마찬가지이다. 금리, 물가, 환율, 수시로 변화하는 경제 상황 속에서 발달된 더듬이로 예민하게 그 상황을 받아들인다면 부자로 살 수도 있을 것이다. 목숨도 마찬가지이다. 그 사람의 눈

빛만 봐도 그 사람이 나를 해치려고 하는지 아닌지 섬세한 더듬이로 눈치를 챈다면 자신의 목숨은 부지할 것이요, 그렇지 못하다면 목숨을 잃고 말 것이다. 이렇게 예민하고 섬세한 나는 세상을 지배할 능력을 갖춘 사람이다. 그리고 나를 이렇게 낳아주신 부모님께 감사하는 마음을 가져야 한다.

나는 이런 경우도 보았다. 15년 전 처음에는 연주할 때마다 긴장을 많이 해서 '왜 이렇게 예민한가?', '긴장을 많이 하는가?' 하여 찾아온 음대 지원자를 만난 경우가 있었다. 처음에는 왜 이렇게 섬세하고 긴장을 많이 하고 떨리는지 그 부분을 해소해 달라고 왔었고, 내가 그때 마음을 편히 하고 긴장을 해소하는 약을 처방해주었다. 15년 후에 그 사람이 다시 찾아 왔는데 지금은 자신이 이렇게 둔할 줄 몰랐다고 한탄했다. 높은 자리에 올라갈수록 기계적인 학습이나 표현은 필요 없고, 자신의 영감이 들어간 발달한 더듬이가 꼭 필요했던 것이다. 그래서 자신은 너무 둔해서 다른 사람의 마음을 울릴 정도의 음률과 감각 표현을 잘 할 수 있을 정도의 긴장감이 없어졌는데, 다시 이전의 예민한 상태로 돌아갈 수 없는지 물어보았다. 이런 경우를 어떻게 생각하는가?

먼저 마음가짐이 바뀌어야 한다. 내 자신에 대해서 긍정적인 마음과 자부심이 있지 않고는 어떤 일을 해도 성공할 수가 없다. 수능은 인생의 끝이 아니고 이제 시작에 불과하다. 수능 단계에서 내 자신에 대한 자부심과 스스로 해결할 수 있는 능력을 기른다면, 세상 어려운 일도 잘 헤쳐나가고 어떤 것도 이루어낼 수 있을 것이다. 수능 시험을 보는 것은 어려운 상황을 맞았을 때나 어려운 일이 닥쳤을 때 자신에 대해 자부심을 가지고 그 문제를 극복해내는 과정을 배우는 첫 단계가 될 수 있다고 본다.

2. 질병에 걸렸다면 이렇게 해결하라

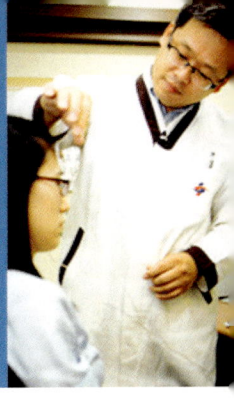

　의학적으로 초등학교 시기까지를 소아라고 하고, 중학교, 고등학교 시기를 청소년기라고 부른다. 이 시기의 특징은 인생에서 가장 건강할 시기라는 것이다. 많은 사람들이 건강에 대한 두려움 때문에 과도한 활동을 두려워하는 경우가 많다. 하지만 청소년기는 건강해서 몸 생각은 잠시 접어 두고 어떤 일이든지 진취적으로 도전해 볼 수 있는 시기라고 생각한다. 또한 질병이 발생했을 때 치료도 중요하지만 관리만 잘해도 몸 상태가 좋아지는 시기이니, 너무 몸과 건강에 대해 소극적으로 살지 말라고 권하고 싶다.

　우리 아이들이나 부모님들 중에는 질병에 대해서도 특별한 의식을 가진 경우도 많다. 세상에서 특별대우를 받고 싶어서인지 질병 발생도 특별의식을 가져서 내가 걸린 병은 특별한 병이라는 생각을 하기 쉽다. 자신의 병은 특별해서 큰 병원에서 특별한 방법을 사용해서 치료를 해야 한다고 생각하는 사람도 있다. 우리나라는 신문 하단에 임상시험대상자 모집을 하면 사람들이 많이 모인다고 한다. 세상에 새로 나온 약품의 위험은 생각하지도 않고, 그 약품의 시험 대상이 되고 싶어하는 사람들이 이 땅에 많이 살고 있다고 생각하니 코미디도 그런 코미디가 없다. 이런 현상은 매스컴에서 어떤 불치병이 새로 개발된 신약으로 치료되었다는 허구 사례들을 떠들어댄 매스컴의 영향 때문일 수도 있고, 자기의 질병과 치료에 대한 특별 의식을 가지기 때문일 수도 있다. 암 병동에서 근무하는 어떤 선배는 한 암환자가 임상시험 대상에서 탈락되었다며 우는 경우까지 보았다고 한다. 여기서 중요한 것은 특별한 병이냐 일반적인 병이냐가 아니다. 일단 병이 나면 자기만 손해라는 생각을 가져야 한다. 만약 좋은 성적이 안 나오거나 좋은 대학에 못 들어간 어떤 사람이 자기는 특별한 어떤 병에 걸려서 어쩔 수 없었다는 변명을 하고 다닌다면, 그 사람은 속칭 '찌질이'에 불과하다는 것을 알아야 한다. 세상은 냉정한 곳이다. 건강 관리도 성적에 포함되는 개념이다.

수험생 치료는 표증치료와 본증치료가 있다. 표증은 겉으로 드러나는 증상이고, 본증은 병의 원인이 되는 근본 증상이다. 대개 병을 치료할 때에는 본증을 먼저 치료해야 한다. 겉으로 드러나는 증상에만 매달려 근본이 되는 증상을 잡지 못하면 자꾸 변하고 복잡한 증상에 휘말려서 결국 치료를 못하게 된다. 그래서 질병치료는 본증을 잡아야 한다고 이야기한다. 하지만 수험생 진료는 다르다. 특히 고3의 경우 큰 시험이나 공부를 앞두고 있기 때문에 항상 정신적 육체적 고통 속에서 살고 있다. 그래서 쉽게 질병이 발생하고, 몸에 조그마한 질병이라도 생기면 문제가 커지고 잘 낫지 않게 되는 것이다. 그러므로 수험생들은 질병을 달고 산다. 한의원을 찾아온 수험생들은 웬만한 노인은 저리가라 할 정도로 아픈 곳이 많다. "허리가 아프다. 어깨가 아프다. 눈이 침침하다. 비염이 있다." 등의 호소를 한다. 그러면서 혹시 중병이 아닐까 싶어서 큰 병원을 찾아다니며 검사를 하고, 근본적인 치료를 해야 한다고 생각한다. 특히 큰 시험을 앞두고 있기 때문에 몸을 완벽하게 한 다음에 공부를 시작해야 한다고 여기기도 한다.

하지만 질병치료와 병의 원인을 찾기 위해 병원을 찾아다니는 일이 수험생들에게는 좋지 않다. 왜냐 하면 그 대부분은 시험을 앞두고 스트레스를 받아서 아픈 것이기 때문에 시험이 끝나면 대개 80% 이상의 질병들이 깨끗하게 낫는다. 시험이 끝나고도 계속 아픈 곳이 있다면 그것은 그 때 치료를 하면 된다. 시험을 앞둔 수험생의 질병 치료나 원인을 찾고 있는 병원이 있다면 그곳은 수험생 진료를 제대로 하는 병원이 아니다. 시험을 앞둔 상태에서는 시험을 치르거나 공부하는 데 방해가 되는 경우에만 치료를 하고, 그 외에는 '관리'만 하여 시험 보는 데 방해되지 않도록 해야 한다. 꼭 치료를 해야 하는 경우는 시험에 방해를 주는 질병일 때만 그렇다. 가령 앞이 안 보인다든지, 오른쪽 팔을 사용할 수 없는 등의 경우에만 치료를 해야 된다. 그 이외의 질병들은 결국 시험이 끝나야 치료되는 것들임을 잊지 마라. 만일 큰 시험을 앞두고 병의 원인을 찾는다던지 질병 치료에 매달리고 있는 수험생이 있다면, 그 수험생은 시험에 대한 의지가 없는 사람이다. 수험생의 일반적인 치료는 본증치료보다는 표증치료를 하는 이유가 여기에 있다.

시험불안 또한 질병으로 생긴 경우는 드물다. 질병 영역의 진짜 시험불안 치료에는 본증치료가 필요하다. 하지만 일반적인 시험불안은 질병이 아니고 증상이기 때문에 치료가 필요 없다. 단지 관리만 하면 되는 것이다. 즉 본증치료를 하는 것이 아니라 표증치료를 한다는 것이다.

엄마가 불안하면 아이도 불안하다. 우리 한의원이 수험생 불안 클리닉을 하다 보니 시험을 앞두고 긴장을 해서 찾아오는 수험생이 많다. 상담을 하다 보면 불안한 수험생에게는 불안한 부모가 있다는 사실을 알 수 있다. 불안한 마음은 전염되기 쉽다. 수험생의 불안은 부모에게서 왔을 수도 있고 수험생의 불안이 부모에게 옮겨갔을 수도 있다. 큰 시험을 앞두고 부모들이 절이나 교회에 가서 기도를 하는 이유는 자식을 향한 부모의 간절한 사랑이 자식에게 전달되기를 바라는 마음에서일 것이다. 하지만 더 중요한 것은 그런 종교적인 모습을 통해서 부모가 마음의 안정을 찾을 수 있다면 그 안정이 자식에게 옮겨질 수 있다고 생각된다.

누구나 큰 일이 눈앞에 닥치면 긴장되고 떨려서 방향을 잡지 못할 때가 많다. 이럴 때일수록 부모로서 더 강한 모습을 보여주는 것이 좋지 않을까? 큰 시험을 앞두고 긴장하는 자녀에게 이런 말을 해 보는 것은 어떨까? 이 시험은 실제로 어려움이 닥쳤을 때 그것을 풀어나갈 수 있는 좋은 기회를 준 것이 아닐까? 네가 긴장한다는 것은 네가 나중에 커서 결혼을 하여 너의 자식이 생긴다고 한다면 너의 자식도 너를 닮아 시험에서 긴장을 많이 할 것이다. 네가 이 어려움에 굴복당하여 패배하는 모습을 보인다면 너의 자식도 너와 마찬가지로 될 것이고, 네가 이 시험에서 마음을 다잡고 극복을 해낸다면 훗날 너의 자식에게 당당해질 수 있고, 스스로도 자부심을 가질 수 있다. 게다가 극복 방법에 대해서 자신의 비법을 자식에게 전해 줄 수도 있는 것이다.

▶▶ 호흡기 질환

호흡기를 튼튼하게 하려면 좋은 공기가 필수이다. 그리고 호흡기에 문제가 되는 것을 피해야 한다. 몇 가지 예를 들어보면 인공 방향제를 피하도록 하자. 많은 인공 방향제가 화학물질을 사용하고 있는데, 나중에 큰 문제가 불거질 것으로 보인다. 향수보다는 자연의 냄새를 좋아하도록 하고, 되도록 냄새가 없는 것이 좋다. 다음으로는 매연이다. 특히 자동차에서 나오는 매연은 고온 고압에서 만들어진 물질로 호흡기에 치명적인 물질이 포함되어 있다. 또한 담배 연기를 포함해 폐기물 등이 탈 때 나는 연기를 피하도록 해야 한다. 연기가 난다는 것은 불완전 연소로 인해 미세한 오염물질이 포함되어 있다는 의미이고, 이런 물질은 호흡할 때 호흡기로 들어가서 우리 몸에 해를 끼치게 된다. 마지막으로 습도가 높은 곳에서 발생하는 곰팡이도 주의 하도록 하자. 장마철에 습한 곳에서 오래 머물면 호흡기에 많은 곰팡이가 들어가게 된다. 이런 점을 감안해서 자녀의 호흡기 건강을 챙겨보자.

① 감기

감기는 흔히들 쉽게 생각하는 경향이 있다. 고학년에게 감기는 대개 큰 문제가 아니다. 하지만 며칠 동안 공부를 아예 못 하거나 컨디션 난조로 공부에 지장을 초래할 수 있다. 또 나이가 어릴수록 감기에 더 자주 노출되기 쉽다. 왜냐하면 아직 면역 기능이 완성되지 않았고, 스스로 몸 상태에 대한 인식이나 관리를 못 하지 때문이다.

感氣(감기)라는 한자어는 말 그대로 '기氣를 느낀다感'는 말이다. 즉 평소와 다른 주변의 새로운 기운의 변화에 몸의 변화가 따라가지 못해서 발생한 것이라는 의미다. 특히 온도와 습도가 중요한 역할을 하므로 부모가 잘 관리해 주는 것이 좋다.

같이 찬바람을 쐬어도 누구는 감기가 들고 누구는 멀쩡한데, 이것은 감기에 대한 저항력, 즉 우리 인체의 항병력이 사람마다 다르기 때문이다. 그래서 감기 예방의 초점은 항병력의 강화에 맞추어야 한다. 인체 저항력을 기르는 방법은 평소에 건강을 잃지 않도록 주의하되, 호흡기 강화를 위해 도라지, 더덕, 밀감류를 섭취하는 것이 좋다. 도라지와 더덕을 가을과 겨울에 반찬으로 준비하고 후식으로 밀감을 한 번씩 먹으면 된다. 호흡기를 강화하는 보약도 도움이 많이 되는데, 예전 선조들이 가을쯤에 호흡기 강화에 좋은 보약을 복용했던 것도 이런 의미이다.

감기 치료를 위해서 어떻게 해야 할지 알아보자.

▶ 제일 좋은 방법은 집안에서 휴식을 취하는 것이다. 개도 병들면 자기 집에 들어가서 꼼짝하지 않는다. 마찬가지로 감기가 들었는데 괜한 일을 만들거나 무리를 하는 것은 자연스럽지 않다. 감기가 들면 힘이 없고 자고 싶은 마음이 드는데, 이것도 자연이 나에게 보내는 신호라고 생각하고 푹 쉬도록 하자.

▶ 감기라는 말이 기운의 변화와 관련된 것이니, 기운의 변화를 도모하는 것도 좋은 방법이다. 즉 잠시 고온 다습하게 해 주면 증상 해소에 도움이 된다. 방을 따뜻하게 한 다음 유자차나 생강차를 만들어서 코에 가까이 대고 들숨 날숨을 쉬어 보자. 그러면 코로 따뜻한 증기가 들어가서 금세 증상이 해소될 것이다.

▶ 창가에서 자지 않도록 하는 것이 좋다. 창문 아래쪽은 방 바깥에서 방 안으로 바람이 불고, 창문 위쪽은 방 안에서 방 바깥으로 바람이 부는 것을 어릴 때 촛불로 실험해 본 적이 있을 것이다. 그것은 따뜻한 공기는 위로 가서 창문 바깥으로 나가고, 찬 공기는 창문 아래로 흘러 들어온다는 뜻이다. 때문에 창문 아래에서 자면 창문 바깥에서 들어온 찬바람에 노출되게 된다.

▶ 감기 때문에 해열제나 항생제를 사용하는 것은 특수한 경우를 제외하고는 자제하라고 말하고 싶다. 해열제는 일시적인 통증 해소에는 도움을 주지만, 인체가 스스로 열을 내서 방어하려는 것을 막는 행동이기 때문에 장기적으로 보면 좋지 않다. 그리고 많은 경우 항생제는 감기 치료와 무관하다.

▶ 외출할 때는 목도리를 꼭 사용한다. 한의학에서는 목뒤 쪽으로 찬바람이 들어온다고 여긴다. 그래서 목을 잘 감고 다니는 것이 감기 예방과 치료에 좋다. 또 하나의 비법이 있는데, 감기가 들면 잠잘 때 머리 위쪽에 이불을 한 채 놔서 머리 쪽으로 찬바람이 들지 않도록 하는 방법이다. 모양은 아래와 같다.

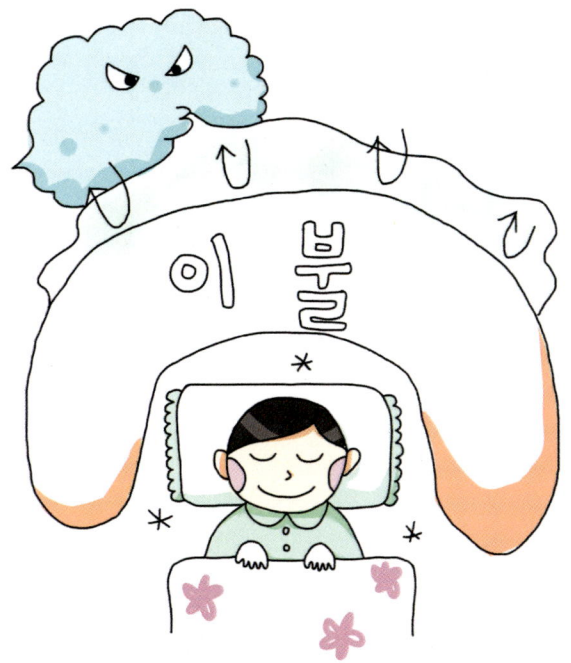

② **비염**

　수능 시험이 얼마 안 남은 가을이 되면 수험생들의 문의가 쇄도하는 질환이 비염이다. 대부분 '나는 원래 비염이 있었다.', '비염은 원래 안 낫는 병이다.'라는 생각을 가지고 있는 수험생인 경우가 많다. 우리 몸은 비염을 스스로 치유할 능력을 가지고 태어났지만, 비염이 악화될 수밖에 없는 나쁜 환경을 계속 조성해 주기 때문에 고질적으로 낫지 않을 뿐이다. 더구나 수험생은 항상 고개를 숙이고 공부하고, 스트레스를 받기 때문에 비염이 잘 낫지 않는다.

　숲속에 들어가 본 적이 있는가? 나뭇잎에서 뿜어져 나온 수증기로 가득한 곳의 상쾌한 기분을 느껴본 적이 있을 것이다. 우리 인간의 몸은 바로 그런 공기를 마시고 살기에 적당하도록 진화되어 왔다. 하지만 우리 아이들이 생활하는 환경은 전혀 그렇지 못하다. 매일 매일 공부 스트레스를 받고, 좁은 교실 안은 먼지가 날리고, 겨울에는 난방을 해서 건조한 환경이 되며, 각종 화학물질의 자극을 받으면서 살고 있다.

우리 폐 안의 공기는 습도 100%, 온도는 36.5도, 먼지는 없는 상태이다. 하지만 바깥 공기는 습도 0~100%, 온도는 영하 10도~영상 30도 내외, 먼지는 많은 상태이다. 이런 공기가 곧바로 폐로 가면 그 충격은 아주 크다. 그래서 중간에 완충작용을 하는 곳이 있는데, 그 완충 장치가 코 속에 있는 비갑개이다. 코, 비갑개, 인두 등 상부 호흡기를 지나는 동안 습도, 온도, 먼지를 조절하여 폐로 들어가는 공기의 질을 좋게 만들어 준다. 그런데 바깥 환경이 악화되면 비갑개를 포함한 상부 호흡기에 부하가 많이 걸리게 되고, 부하가 걸려서 부어오르거나 조직에 손상이 생긴 것이 비염, 감기라고 할 수 있다. 그래서 우리 호흡기로 들어가는 공기의 질을 조절해 주는 것이 비염 치료의 근본이 될 수 있는 것이다. 습도, 온도, 먼지 등의 조건을 폐 내부 공기의 질과 비슷하게 해 주면, 비갑개가 휴식을 취하게 되면서 그 기능이 회복되어 크기나 상태가 좋은 방향으로 개선될 것이다. 그것이 진정한 비염치료다.

비강에 혈관 수축제를 뿌리거나 염증 억제제를 뿌려서 일시적으로 비갑개를 수축시키는 방법은 매우 비합리적일 뿐만 아니라 도리어 호흡기 전체에 악영향을 끼칠 수 있음을 알아야 한다. 이런 방법은 비갑개 자체에도 안 좋지만 질이 나쁜 공기가 폐로 들어가서 정말 큰 문제를 야기할 수도 있다. 비갑개는 귀찮은 존재가 아니라 우리 몸의 중요 장기인 폐를 지키기 위한 관문인 셈이다. 그 관문이 일하느라 바빠서 부어오른다고 잘라내는 것은 왜구가 쳐들어와서 봉홧불을 올리는데, 조정에서 귀찮다고 봉홧불을 꺼버리는 것과 같은 이치이다. 봉화를 끈다고 왜구가 물러가는가? 나중에 더 큰 문제를 야기할 뿐이다. 이제 좀 더 자세하게 살펴보자.

- 코의 기능과 방어 기전

    코는 냄새를 맡아서 위험을 회피하거나 음식을 찾는 데 도움을 준다. 뇌에서 곧바로 나오는 뇌신경 12쌍 중에서 냄새를 맡는 후각 신경은 뇌에 곧바로 연결된 유일한 신경이다. 화학물질 중에서 이성질체를 구별할 수 있는 감각은 후각뿐이라고 한다. 이런 후각 기능 외에 또다른 코의 기능을 살펴보자.

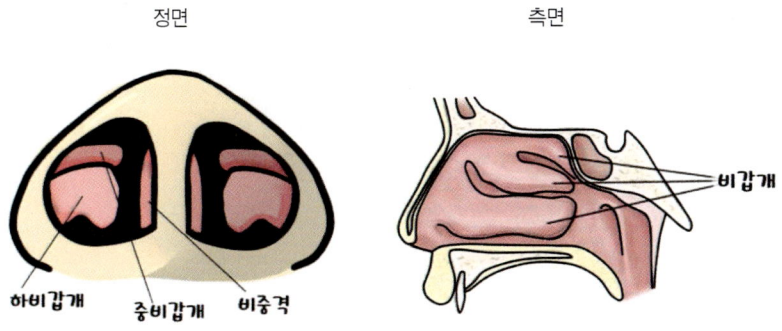

[비갑개]

- 코의 온도 조절 기능

    비강에는 비갑개(nasal concha)라는 볼록한 조직이 있다. 상비갑개, 중비갑개, 하비갑개의 세 부분으로 나뉜다. 각 비갑개 표면에는 많은 모세혈관이 분포한다. 외부에서 공기가 들어오면 비갑개 사이를 공기가 돌아서 우리 몸으로 들어가게 되는데, 마치 라디에이터 같은 역할을 하게 된다. 외부 공기가 1차로 이 비갑개를 통과하면서 우리 체온에 가까운 온도까지 올려 준다. 외부 온도는 겨울에는 영하 10도까지도 내려가고, 여름에는 30도 정도가 되기도 하지만, 비갑개 표면에 있는 모세혈관의 확장과 수축으로 우리 몸으로 들어오는 공기를 어느 정도 일정한 온도가 되도록 만들어 준다. 이렇게 온도를 조절하는 기능이 0.3초 이내라는 아주 짧은 시간에 조절된다니 그저 놀라울 따름이다. 여기에 한 가지 덧붙인다면 우리 몸에서 뇌는 그 무게에 비해 많은 에너지를 사용하고, 그만큼 많은 열을 발생한다. 그 열을 식혀 주는 것도 비갑개의 역할이다. 이 비갑개에는 점액이 있는데, 그 점액이 증발하면서 증발열을 이용해 효율적으로 열을 조절해 준다는 사실로 대단히 놀랍다.

- 습도 조절 기능

비강과 부비동에는 많은 분비선이 있어서 하루에 대략 1리터 정도의 점액을 분비한다. 이 점액은 세균의 침입을 끈적이는 점액으로 점착시켜서 막아 주는 역할과 함께 호흡기로 들어오는 공기의 습도를 조절한다. 바깥에서 들어오는 공기는 건조한데, 이 공기가 그대로 기관지나 폐로 들어오면 부담이 크다. 그래서 비강 점막에서 습도를 올려서 기관지로 보내는 것이다, 반대로 기관지에서 나오는 공기는 고온다습한 상태인데 비강내로 나오면 상대적으로 찬 공기를 만나서 수분이 응결하게 되어 비강에 습기를 돌려주고 비강 바깥으로 나가게 된다.

- 정화 작용

비강 내에 존재하는 분비선의 점액에서 분비되는 끈적이는 점액에 의해 많은 먼지와 세균이 점착되어 기관지나 폐로 들어가는 세균의 침입을 막게 된다. 더구나 섬모가 발달하여 먼지와 세균의 침입을 막는다. 특히 비강의 점막은 어떤 자극에 반응하여 재채기와 콧물 분비를 하게 하는 기능도 있다. 이 콧물에는 라이소자임이라는 효소가 있는데, 대개 점막층의 산도(pH)에 영향을 받는 것으로 알려져 있다. 기타 호흡 기능과 후각 기능, 소리의 공명 역할을 하기도 한다.

- 비강에 존재하는 비갑개가 코 바깥 공기와 호흡기 내부 공기 사이에서 온도와 습도 조절의 중요한 역할을 한다고 이야기했다.

  만일 비갑개가 부어서 라디에이터 역할을 못하면 어떻게 될까? 호흡기로 들어가는 공기가 충분히 데워지지 못하고 습도도 충분히 올라가지 못해서 목이 건조하고 기침을 자주 하게 될 것이다. 그리고 호흡기에서 나오는 공기도 수분과 온도를 충분히 뽑지 못한 아까운 공기가 코 바깥으로 나오게 된다. 그래서 코 내부의 비갑개 점막은 건조하게 되고 그만큼 비염도 잘 생기게 되어 누런 콧물이나 딱지도 많이 생길 수밖에 없다. 몸 상태가 안 좋거나 감기 전조 증상으로 코에서 뜨거운 느낌의 김이 나오는 경우를 느낀 적이 있는가? 왜 뜨거운 김이 코에서 나올까? 바로 비갑개가 제 역할을 못해서 온도와 습도를 충분히 받아내지 못한 공기가 코 바깥으로 나오는 것은 아닐까?

- 비염 치료의 자세

  비점막의 역할은 호흡기 내·외부의 온도와 습도를 조절하고 먼지를 제거해 주는 역할을 한다. 그래서 비점막을 쉬게 해주는 것이 좋다.

  비점막을 쉬게 해주는 방법은 온도 조절을 먼저 해주는 것이다. 폐 속은 36.5도이고 바깥은 온도가 낮다. 그래서 코로 들어오는 공기의 온도를 맞추려는 비점막의 수고를 줄여주면 좋다. 그러기 위해서는 따뜻한 곳에서 생활하는 것이 좋다. 즉 비강 점막이 온도 조절을 위해 많은 일을 하지 않고 잠시 쉬도록 도와준다는 의미이다.

  비강 점막의 주 역할 중의 하나가 습도 조절이다. 그래서 습도가 약간 높은 상태가 비강 점막과 호흡기에 좋은 상태가 된다. 그래서 습도는 약간 높은 것이 좋다. 하지만 너무 습도가 높으면 세균의 번식이 쉽고 공기 중에 곰팡이가 많이 발생하기도 한다.

물리적 자극을 주지 않아야 한다. 즉 코를 자주 후비거나 만져서 점막에 상처를 내지 않아야한다. 점막에 어떤 이유로 과부하가 걸리면 점막이 부어오르고 그러면 답답한 느낌 때문에 더 코를 후비게 된다, 그러면 더욱 더 부어올라서 막힌 느낌이 더 들게 되어 계속 후비게 되는 악순환으로 이어진다.

최근 이마트나 코스트코, 홈플러스 같은 대형 마트가 생기면서 아이들을 데리고 쇼핑 가는 것을 재미난 일쯤으로 여기는 경우가 많다. 하지만 여기에도 위험이 도사리고 있다. 새로 나온 많은 물건이 전시되어 있는 곳은 화학물질로 공기가 오염되어 있는 경우가 다반사이다. 대형 마트에서 나오는 노래 소리와 상품 구경에 정신이 팔려 인식을 잘 못하지만 가만히 느껴 보면 눈과 코가 맵다는 것을 알 수 있다. 비염 치료를 하고 싶다면 이런 화학물질 속에 아이를 방치하는 짓은 삼가야 한다. 화학물질의 자극 또한 코를 포함한 폐에도 대단히 안 좋은 영향을 끼친다.

마지막으로 권하고 싶은 것은 세수할 때마다 수시로 코 세척을 하는 것이다. 코가 막히면 후비지 말고 가볍게 코 세척을 해 주는 것으로 대체하도록 권하고 싶다.

- 비염이나 코감기로 힘들 때 가볍게 처리하는 방법이 있는데 많이 활용해 보기 바란다.

생강을 끓여서 설탕을 조금 넣고 차를 만든 다음 김(증기)이 모락모락 날 때 그 김을 코로 흡입하는 것이다. 그러면 고온다습한 공기가 비갑개로 들어가서 비갑개와 호흡기가 안정을 찾는다. 나는 이 방법을 사용하여 수능시험을 앞둔 늦가을 많은 수험생들에게 고맙다는 인사를 받았다.

③ **여름 시험은 배탈 조심, 겨울 시험은 감기 조심**

　수험생은 항상 신경을 쓰고 웅크려 앉아 있다. 그래서 위장이 활발하게 움직이기 힘든 상황이다. 게다가 식사를 불규칙하게 하고, 간편한 인스턴트식품으로 끼니를 때우는 경우가 빈번하여 위장 기능은 떨어질 대로 떨어져 있다. 특히 여름철에는 날씨가 더워 피부로 혈액이 쏠리게 되니 위장은 혈액량이 부족하게 되어 소화 기능이 극도로 약해지게 된다. 그렇기 때문에 음식은 잘게 썰어서 흡수가 잘 될 수 있도록 도와야 하며, 한 번씩 스트레칭으로 장운동을 도와주는 것이 좋다. 아무리 날씨가 덥더라도 너무 찬 음식에만 매달리지 말고 따뜻한 물이나 국물로 위장을 데워 줘야 함을 잊지 말자.

　수능을 비롯하여 많은 시험들이 겨울에 있다. 시험을 앞두고 있으면 정신적인 스트레스와 수면부족으로 면역 기능이 떨어지게 되고 급기야 호흡기가 약해져서 문제가 많이 발생한다.

　또한 좁은 교실에 많은 학생들이 부대끼며 먼지가 많은 환경에 노출된 데다, 공부를 하다 보면 고개를 숙이고 책을 보게 되어 비염에 노출되기 쉽다. 비염이 발생하면 코로 숨쉬기 힘들기 때문에 입으로 숨쉬어야 하고, 입으로 숨을 쉬다 보면 많은 먼지들이 그대로 호흡기에 들어갈 수밖에 없다.

　봄·가을 환절기에는 낮에는 따뜻하지만 아침저녁으로는 꽤 쌀쌀할 것이다. 아이들은 낮에 학교에서 뛰어놀 때 덥다는 것만 생각하고, 아침저녁에는 쌀쌀하다는 것을 잊어버리기 쉽다. 특히 고등학생의 경우 아침 일찍 나갔다가 저녁 늦게 집으로 오는 경우가 많다. 뒷목을 통해서 찬 기운이 들어가서 감기를 유발한다. 그래서 뒷목 부위를 따뜻하게 해주는 것이 좋은데, 옷깃이 있는 옷이나 점퍼 등을 준비해서 등하교 시에는 입고 낮에는 벗어 놓을 수 있도록 지도해 주는 것이 좋다. 특히 한국의 가을

날씨는 춥기도 하지만 건조하기 때문에 습도 조절에 신경 써서 감기가 들지 않도록 도와주어야 한다. 습도가 낮으면 호흡기가 마르고 먼지가 많이 발생하여 감기에 걸리기 아주 좋다는 것을 잊지 말자.

▶ 위장 질환

수험생은 스트레스를 많이 받기 때문에 위장 기능이 많이 떨어져 있다. 특히 웅크려 앉아 있기 때문에 장운동이 좋을 수가 없다. 게다가 많은 수험생들이 불규칙한 식사와 시간이 모자란다는 이유로 인스턴트 음식을 먹게 되어 위장 기능은 극악으로 치닫고 있다. 위장 기능이 약해져 있을 때와 시험을 앞두고 있을 때는 탄수화물 위주의 식사를 해야 하고, 평소에는 탄수화물, 지방, 단백질, 비타민, 미네랄 등 각종 영양소가 골고루 든 음식을 잘게 썰어서 마치 어린아이에게 주는 음식처럼 요리하여 준비하는 것이 좋다. 위장이 안 좋고 시간까지 부족한 수험생 입장을 생각해 보면, 쉬는 시간에는 스트레칭으로 몸을 풀어주고, 등하교 시간에는 속보로 걷는 방법으로 장운동을 도와주라고 권하고 싶다.

① **설사**

　야위고 소심하고 예민한 수험생들은 설사를 하는 경우가 많다. 특히 설사는 크게 2가지로 나눌 수 있는데 완전 물 같은 설사를 하는 경우와 질퍽한 대변을 보는 경우로 나눌 수 있다. 물 같은 설사를 하는 경우는 대부분 급성이고 설사가 오래 가지는 않는다. 이런 경우는 하루 정도 금식을 하고 보리차물을 마셔 위장을 깨끗하게 씻어주는 정도로 대부분 해소된다. 한편 질퍽한 설사를 오랫동안 하는 경우는 예민한 수험생들에게 잘 생긴다. 신경쓸 일이 있거나 시험을 앞둔 시기에는 이런 증상이 자주 발생하는데, 평소에 위장 기능을 강화시켜주고 마음을 편하게 해주는 것이 좋다. 특히 과민성 대장 증상은 예민하고 섬세한 수험생들에게 자주 발생하는데, 위장 기능을 강화시켜주는 것도 중요하지만 정신적인 안정이 더 중요하다. 사람은 정신이 병들면 몸이 병들고, 몸이 병들면 정신 또한 병들게 되어 있다. 이러한 경우에는 육체를 다스리는 것보다 마음을 다스리는 것이 좋다. 시간의 여유가 생길 때 가벼운 등산이나 스트레칭 등으로 몸을 풀어 주는 것도 간접적으로 도움이 될 것이다.

　3년 전 얼굴색이 초췌한 모습으로 고3 학생과 부모가 찾아왔는데, 이 아이는 대변이 매번 묽게 나온다고 했다. 고등학교 3년 내내 모양을 갖춘 대변을 본 기억이 없는 학생이었다. 그러면서 시험기간이 되면 배도 살살 아프면서 설사를 계속하니 힘이 없어서 늦게까지 공부도 못하는데, 여러 병원을 다녀봐야 약 복용할 때만 조금 좋아지고 다시 설사를 연발한다고 하였다. 시간을 내서 30분 정도 상담을 해 보니 이 학생의 설사는 위장의 문제도 있지만, 긴장이 심해서 생긴 정신적인 설사였다. 그러니 설사를 다스리는 위장약이 제대로 들을 리가 없었다. 수험생활에 대한 이야기와 자신감에 대한 이야기를 하여 긍정의 마음을 가지게 한 다음, 마음을 편안하게 하는 한약을 처방하고 수시로 나한테 연락을 하도록 했다. 그랬더니 거짓말 같이 2주 뒤부터 설사가 안 나오고, 체력이 회복되고 배가 안 아프니 집중력이 좋아지면서 좋은 성적을 거두게 되었다.

② **변비**

변비란 의학적으로는 1주일에 3회 이하이거나 배변량이 30g 이내인 경우를 말한다. 수험생들에게 변비가 잘 생기는 이유는 대변이 보고 싶은데도 참거나, 잘못된 식사 습관, 운동 부족, 섬유질 부족, 스트레스 등이다. 주로 여학생들에게 많이 생기는데, 식사 습관에 문제가 많다고 생각한다. 여학생들의 식사를 보면 인스턴트 음식이 너무 많다. 게다가 음식 본래의 모습을 가진 것보다 정제과정을 거쳐 영양분만 모은 것을 먹기 때문에 대변이 나오려야 나올 것이 없는 경우가 많다. 그리고 하루종일 의자에 앉아 공부한다고 활동을 전혀 안 하기 때문에 변비를 더욱 악화시키는 것이다. 해결책은 의외로 간단하다. 섬유질이 많은 채소 종류를 많이 먹는 것이다. 우리나라 음식 중에 우거짓국이나 시래깃국, 미역국을 권하고 싶다. 그리고 쉬는 시간이나 등하교 길에 가볍게 달리기를 하면 스트레칭도 되고 복부 비만 해소에도 도움을 주면서 장운동을 도와서 변비 해소에는 최고다. 억지로 장운동을 조장하는 변비약 복용은 본연의 위장 기능을 도리어 악화시키기 쉬우므로 피하는 것이 좋다.

중학교 3학년 여학생이 찾아왔다. 얼굴은 예쁘고 똑똑해 보이는데, 안색이 어둡고 뭔가 불편해 보였다. 왜 그러냐고 물어보니 대변을 2주에 한 번 씩 염소 똥 모양으로 눈다는 것이다. 그것도 난리를 쳐서 억지로 눈 것이 그 정도라고 한다. 친구들도 그 사실을 다 알아서 배변에 성공을 하면 축하도 해 준다고 했다. 그래서 우선 식습관에 대해 물어 보았더니 아니나 다를까 인스턴트 음식만 먹고 있었다. 외동딸이라서 집에서 원하는 대로 다 해주니 자기가 먹고 싶은 초콜릿이나 과자, 햄버그, 피자, 소시지만 찾았던 것이다. 그렇게 먹고 정상적인 생활이 된다는 것이 도리어 놀라웠다. 변비에 사용하는 약을 처방하기보다 과일이나 채소 같이 섬유질 많은 음식으로 식사 습관을 개선하도록 지도하고 하루에 30분씩 달리기를 권했다. 그리고 처방은 체력 강화와 위장 기능을 회복시키는 약으로 했다. 그랬더니 그 예쁜 얼굴에 마침내 웃음까지 더해졌다.

③ **식욕 부진**

식욕 부진은 주로 초등학교 학생들의 문제이다. 식욕 부진은 허약 체질을 만들고 허약 체질은 식욕 부진을 유발해서 악순환이 되기 쉽다. 그래서 식욕 부진을 끊어내면 허약 체질 개선에도 도움이 된다. 물론 특정 질병 때문에 발생한 식욕 부진은 그 질병을 치료해야 하지만, 대부분은 비위장(소화기)의 기능 저하에 따른 경우가 많다. 그래서 소화기 기능을 강화 시켜주는 보약이 좋은 효과를 낸다. 근처 한의원을 찾아서 상담을 받고 한약을 처방 받도록 하자.

식욕 부진을 해소하기 위한 방법은 가벼운 운동으로 식욕을 자극해 주는 것도 좋다. 많은 경우 허약하다 보니 운동에 관심도 없고 운동을 하면 어지럽거나 힘이 들어서 못하는 경우도 많다. 그러니 가볍고 재미난 운동으로 흥미를 유발한 다음 서서히 보강해 나가는 것이 좋다. 또한, 음식에 대한 흥미 유발이 좋은 방법인데, 주로 저학년 시절부터 시도해 보면 좋다. 음식을 같이 만들어 보는 것은 음식에 대한 흥미 유발에 아주 좋은 방법이다. 다양한 식재료를 직접 만져보고 음식을 만드는 과정에서 각 재료들을 맛보기도 하고 질감을 느끼기도 하면 좋아하는 마음도 생길 것이다. 음식을 준비할 때 모양을 예쁘게 만들거나 스토리를 만들면 좋다.

나 역시 우리 아이들과 식사하는 중간 중간 이런 방법을 사용한다. 가령 쇠고깃국이 있으면, "북한 사람들이 평생 제일 먹고 싶어하는 음식이 쇠고깃국에 이밥이다. 북한 사람이라고 생각하고 쇠고깃국과 이밥을 한번 원없이 먹어보자." 하고 자극해 본다. 미역국이 나오면, "아빠가 카자흐스탄에 여행을 갔었는데, 카자흐스탄은 내륙 국가라서 사람들이 미역을 먹어본 적이 없어서 갑상선질환이 많다. 내가 한국에서는 미역국을 많이 먹는다고 말하면 그 사람들은 미역국이 어떻게 생겼는지 물어보고, 미역국을 먹고 싶어서 침을 꼴깍꼴깍 삼킨다."면서 "그 사람들은 평생 먹기 힘든 요 미역국을 카자흐스탄 사람 앞이라고 생각하고 골려주듯이 맛나게 먹어보자."라고 말하기도 한다. 마지막으로 하고 싶은 이야기는 자녀의 식욕은 집안 분위기 영향도 많이 받는다. 엄마, 아빠나 형제의 식사 습관이나 식욕이 굉장히 중요하다. 부모나 형제가 식사를 규칙적으로 하면서 식욕이 왕성하면 아래 자녀들은 자동적으로 따라 가는 경우가 대부분이다.

④ 소화 불량

　수험생은 항상 스트레스를 많이 받고, 웅크려 앉아 있는 시간이 많으니 위장이 압박을 받게 되어 위장 장애가 많이 생긴다. 조금만 불편하면 무슨 큰 병인가 싶어서 검사부터 생각하기 쉬운데, 그러면 도리어 시간을 빼앗기고 여러 가지 쓸데없는 문제를 더 키우기 쉽다. 마음을 편안히 하고 식사 관리편의 내용을 참고하여 내가 말하는 것을 잘 지켜보자.
▶ 규칙적인 식사를 한다. 규칙적인 식사는 위장 기능 강화에 제일 중요한 요소다.
▶ 과식과 편식을 피하고 골고루 먹도록 하자.
▶ 자극적인 음식을 먹지 않도록 한다. 자극적인 음식은 딱딱한 것, 매운

것, 너무 기름진 것이다.

▶ 인스턴트 음식이나 청량음료를 먹지 말고 보리차를 많이 마시자. 시중에 나와 있는 보리차는 대부분 볶은 보리다. 약간 싹을 틔운 보리를 볶아 놓은 것이 제일 효과가 좋은데, 한의학에서 '맥아'라고 하여 소화제로 사용하는 중요한 약재의 하나이다.

▶ 일상에서 좋은 소화제는 볶은 보리와 무, 된장이다. 볶은 보리는 위에서 소개했고, 무는 '무우'라고도 하며 한자로는 '無憂'로 '없을 무'와 '근심 우'를 사용한다. 즉 무를 먹으면 위장의 근심이 없어진다는 이야기다. 된장은 콩을 발효시킨 것인데, 대부분의 발효 음식은 소화를 돕는 효능이 크다.

▶ 소화 불량에 사용할 만한 혈자리를 소개하면 합곡, 족삼리, 중완이 효과가 좋다. 그림은 아래를 참고하자. 오렌지한의원의 비방인데, 특히 중완 부위를 위에서 아래로 긁어 줄 때 신효한 효과를 볼 수 있다.

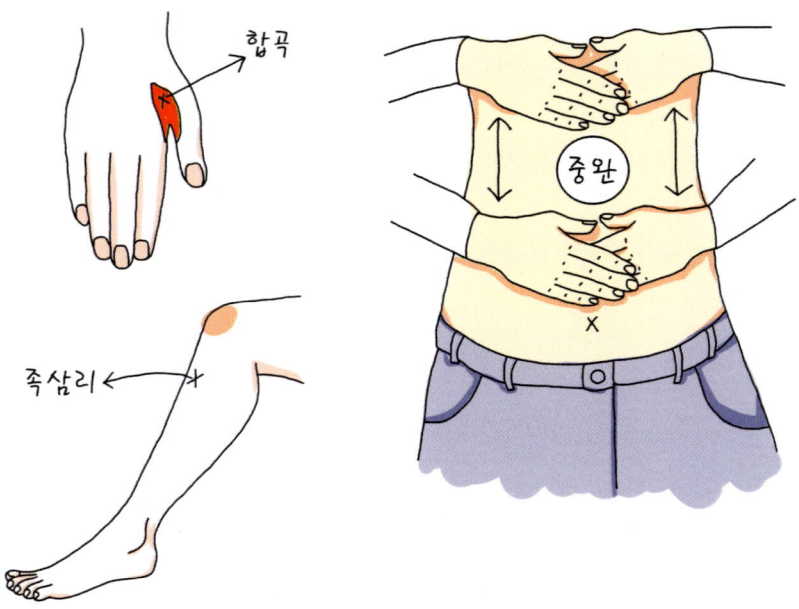

공부쟁이 한의사의 생생 경험담 ④

설사하는 전교 1등

강남에 사는 박 모 학생은 성적이 전교 1등 수준이다. 그런데 시험에 대한 긴장이 심해서 시험만 치면 복통에 설사를 했다. 오줌을 못 참는 것은 기저귀를 차고 가면 되지만, 대변은 기저귀를 하더라도 냄새가 나서 어쩔 도리가 없었다. 특히 모의고사나 내신이 들어가는 시험에는 여지없이 설사를 해서 걱정이 태산이었다. 귀신이 곡할 노릇인 것이 시험만 끝나면 씻은 듯이 증상이 없어진다는 것이다. 수능이 한 달도 안 남은 상태에서 어머니 손에 이끌려 한의원으로 왔다. 수능에는 기저귀라도 차고 시험장에 들어가려고 했단다. 이런 경우는 자율신경 실조증으로 복통, 설사가 생기는 것인데, 시험불안이 심해서 발생한 증상이다. 이 정도로 우리나라 수험생들이 스트레스를 받고 있다. 이 수험생을 만났을 때 두 가지 측면을 내다 봤다. 하나는 정신적 불안감이고 또 하나는 위장 기능의 자율신경 실조증이다. 그래서 두 시간 정도 마음가짐에 대한 이야기를 했다. "시험에 대해 불안한 마음을 가진다는 것은 자기 평가에 예민한 사람이고, 예민한 사람이 세상을 지배하게 되어 있으니, 너는 이미 세상을 지배할 준비가 된 사람이다. 시험 당일 설사 문제는 내가 해결해 줄 테니 너는 공부만 열심히 하면 된다." 그리고 자율신경 실조로 생기는 위장 기능을 개선할 수 있는 처방과 함께 위장 기능을 강화시키는 스트레칭과 자세를 가르쳐 주었다. 이후 이 수험생은 다행히 수능에서 무사히 시험을 보고 좋은 성적으로 서울대학교에 합격했다고 연락이 왔다.

▶ 정신과 문제

① 집중력 저하

국어사전에 보면 집중력이란 '어떤 사물에 대하여 정신을 집중하는 힘이나 집중시킬 수 있는 힘'이라고 나온다. 정신의학에서 집중의 정의는 '받아들인 외부 자극에 대하여 중요하다고 선택되어진 자극에 집중적인 주의를 기울이는 정신적인 힘'이라고 되어 있다. 내용을 종합해 보면, 일반적으로 공부와 관련하여 생각하는 집중력과 다소 동떨어진 의미가 들어 있지만, 대개 '자신의 정신적·육체적인 힘을 자신에게 필요한 어떤 곳에 모으는 힘'을 말한다고 볼 수 있다. 의학적으로 집중력이나 주의력(주의력은 각성, 집중, 연상의 과정을 포함한 포괄적인 개념이다) 부족 현상은 정상적인 학습 장애를 동반한 상태를 말한다. 한의원으로 내원하여 집중력 저하를 호소하는 분들의 문제는 정신과적인 집중의 문제보다는 공부 방법의 문제로 야기된 속칭 '집중력'의 문제가 많다. 그래서 나는 집중력에 대한 신경의학적, 정신의학적인 접근 방식들이 아직 우리가 생각하는 만큼 미세한 영역을 모두 설명할 수 없는 부분이 많다고 말하고 싶다. 많은 책이나 인터넷 정보에서 신경학적인 해석으로 뇌간에 있는 망상체, 대뇌피질의 연합영역, 각성을 담당하는 limbic system(해마, 시상 등)을 들어서 설명하지만, 이 역시 우리가 원하는 집중력의 문제와는 동떨어진 설명이 많다.

실제로 우리가 원하는 집중력은 향상시키는 것이 아니라, 집중하는 방법을 익혀야 하는 경우가 대부분이다. 그래서 집중력에 관한 상담을 하다 보면 집중력이 떨어져 있는 것 보다는 집중하는 방법을 모르거나 집중할 준비가 되어 있지 않은 경우가 더 많은 것을 볼 수 있다.

오렌지한의원에 집중력을 검사하는 뇌파 측정기가 있는데, 그 원리를 알기 위해 뇌파에 대해 약간 설명을 해보자. 뇌파(EEG;

Electroencephalogram)는 뇌의 전기적인 활동을 머리 표면에 부착한 전극을 이용하여 측정한 전기신호다. 이렇게 발생한 뇌파는 매우 복잡한 패턴으로 진동하는 파형 형태로 보인다. 따라서 뇌파 파형 그대로를 시각적으로 관찰하는 것은 그다지 유용하지 않다. 흔히 뇌파를 관찰할 때 주파수에 따라 분류하는 파워 스펙트럼 분석을 이용하는데, 파워 스펙트럼 분석은 뇌파가 특정 주파수로 진동하는 단순 진동들의 선형적 결합이라고 가정하고, 이 신호에서 각각의 주파수 성분을 분해하여 그 크기(또는 파워)를 표시한 것이다. 즉 전극을 이용하여 나온 파형은 주파수가 여러 가지 섞여 있는 파로 보고, 각 주파수를 분리해서 진단에 이용한다.

일반적으로 뇌파는 진동하는 주파수의 범위에 따라 인위적으로 δ파(0.2~4Hz), θ파(4~8Hz), α파(8~13Hz), β파(13~30Hz), γ파(30~50Hz)로 구분하여 부른다. 델타(δ)파는 주로 정상인의 깊은 수면 시나 신생아의 경우 두드러지게 나타난다. 세타(θ)파는 정서 안정 또는 수면으로 이어지는 과정에서 주로 나타나는 파로 성인보다는 어린이에게 더 많이 나타난다. 알파(α)파는 긴장 이완과 같은 편안한 상태에서 주로 나타나며, 안정되고 편안한 상태 일수록 진폭이 증가한다. 감마(γ)파는 베타(β)파보다 더 빠르게 진동하는 형태로 정서적으로 더욱 초조한 상태이거나 추리, 판단 등의 고도의 인지 정보 처리와 관련이 깊다고 보고되고 있다. 베타파는 주로 전두부에서 많이 나타나며, 깨어 있을 때, 말할 때와 같이 모든 의식적인 활동을 할 때 나타난다. 특히 불안한 상태나 긴장 시, 복잡한 계산 처리 때 우세하게 나타나기도 한다. 그래서 이 베타파를 집중력과 관련되어 있다고 생각하고, 베타파를 주파수에 따라서 SMR(낮은 베타파), M Beta(중간 베타파), H Beta(높은 베타파)로 세분하여 계산을 했다.

이 기계가 검사하는 집중력의 지표는 'Power Ratio of (SMR + M Beta) / Theta' 값을 계산하여 컴퓨터가 표시한다. 이렇게 복잡해 보이는 방법으로 설명해서 수험생과 학부모에게 보여주면 그 결과를 보고 집중력에 대하여 어떤 확신을 가진다.

과연 이 기계가 집중력을 제대로 보여 줬을까? 내가 보기에는 전혀 그렇지 않다. 오묘한 인간의 지적 능력을 이 기계가 얼마나 측정할 수 있다고 생각하는가? 단지 10분 정도의 시간 동안 측정한 신경 전기 신호로는 복잡한 지적 과정을 절대 측정할 수 없다.

이렇게 길게 설명하는 이유는 우리 주위의 많은 이야기들이 잘못된 방향으로 흐르고 있다는 말을 하고 싶어서이다. 집중력 향상을 위해서는 이런 신경학적, 의학적 분석보다 실행적인 방법으로 접근해야 한다는 것이다.

- 집중력의 문제는 환경 문제에 많은 영향을 받는다.

대개 학교나 도서관에서는 집중이 잘 되는데 자기 방에서는 공부가 잘 안 된다. 그것은 자기 방은 잠자거나 휴식을 위한 도구, 텔레비전, 컴퓨터, 스마트폰 등 집중을 방해하는 요소가 많기 때문이다. 사람은 자극에 의해 반응을 하게 되고 이런 것들이 집중을 방해하기 때문이다. 책상 위 청소가 중요한 것도 바로 이 때문이다. 지금 우리 아이 방을 둘러보자. 만일 책상 위가 깨끗하고 주변 정리가 잘 되어 있다면 집중력을 키워주는 엄마이고, 정돈이 안 되어 있고 집중에 방해될 것이 잔뜩 있다면 노력이 필요한 엄마이다.

- 집중력의 문제는 마음가짐에 많은 영향을 받는다.

긍정적이고 적극적인 생각은 집중력과 관련이 없는 것 같지만 가장 중요하다. 세상일에 대해 항상 불평하고 짜증내는 사람은 집중이 잘 될 수 없다. 왜냐하면 우리 머리는 기분 좋은 일을 기억하고 싶어하기 때문이다. 누가 기분 좋은 추억을 두고 짜증나고 힘든 일을 기억하려할까? 괜히 짜증내고 힘들어 하면 단기 기억에서 장기 기억으로 전환이 안 되고 성적도 안 오르기 마련이다. 생각을 긍정적이고 적극적으로 바꿔야 한다. 가령 문제집을 풀었는데 생각보다 많이 틀렸다. 그러면 "아 왜이래……. 진짜 재수 없어." 이렇게 생각하지 말고, "야 다행이다. 만일 시험에 이렇게 나왔으면 얼마나 틀렸을까? 내가 이런 부분을 모르고 있었구나." 또 공부할 때도 "왜 이리 해야 할 공부가 많아 짜증나게."라고 생각하기보다는 "야, 사람들이 어떻게 이런 것까지 다 알게 되었을까? 그 상황에서 나라면 어떻게 했을까? 이런 걸 알아낸 사람은 정말 대단하다."라는 식으로 생각해 보는 것이 좋다.

나는 이에 더해서 긍정의 징크스를 하나씩 만들라고 권하고 싶다. 공부하는 데 긍정의 자기 암시는 아주 좋은 분발 촉진제로 작용한다. 자기 스스로 뭔가 잘 될 것 같은 느낌을 주는 것인데, 그런 것을 징크스와 연결시키라는 말이다. 예를 든다면 '비가 오면 나는 공부가 잘 된다.'는 긍정의 징크스를 만들면, 비가 올 때 뭔가 집중이 잘 되는 느낌을 받을 것이다.

- 집중은 생각보다 오래 하기 힘들다. 그러므로 계획이 필요하다.

우리가 여행을 갈 때는 즐겁고 힘들지 않지만, 여행에서 돌아오는 길은 괴로울 때가 많다. 새로운 세상에 대한 기대로 마음이 설레기 때문이다. 그리고 어떤 일을 할 때, 이 일을 왜 하는지 모르고 하는 것보다 왜 이 일을 하는지 알고 할 때 훨씬 쉽고 잘 할 수가 있다. 공부도 마찬가지다. 멀리로는 내 인생의 목표가 무엇이고, 나는 어떤 사람이 될 것이고, 내가 가고 싶은 대학이나 학과는 어디인가 등 마음속에 목표를 정해야한다. 그리고 가까이 보면 이번 주의 목표는 무엇인가? 오늘 공부의 목표는 무엇인가? 이번 수업의 목표는 무엇인가? 이번 자습시간에 어떤 것을 할 것인가를 꼭 생각한 다음에 공부를 해야 흥미도 생기고 집중도 잘 된다.

사람이 뭔가에 집중할 수 있는 시간은 의외로 짧다. 그래서 구체적이고 짧은 시간 단위로 공부 계획을 세우는 것이 좋다. 즉 계획을 길게 세우지 말고 짧게 끊어서 세우는 것이 집중력이 필요한 공부에 유리하다는 것이다. 예를 든다면 한 과목을 오랫동안 공부하기보다는 관심 있는 과목부터 공부하되 집중이 올라가면 관심 없는 과목으로 옮기고, 싫증이 나면 관심 있는 과목을 공부하는 방법이 좋다. 그리고 해야 할 공부가 많을 때에는 계획을 먼저 세운 다음 중요하고 급한 공부를 먼저 처리하고 다음에는 덜 중요하거나 덜 급한 공부를 하도록 한다. 그러면 집중력이 강할 때 중요한 공부를 할 수 있게 된다.

- 난이도 조절에 신경 써야 한다.

난이도가 너무 낮으면 시시해서 지루해지기 쉽다. 너무 어려우면 진행 속도가 늦어 집중이 떨어진다. 나 같은 경우는 적절한 문제 풀이를 이용하여 집중력 향상을 도모했다.

- 장시간 집중을 위해서는 휴식이 필수다.

중간 중간 휴식이 필요하면 가볍게 몸을 풀어주는 운동을 하는 것이 좋다. 운동은 너무 과격한 것보다 가벼운 것으로 선택해야 한다. 그렇지 않고 괜한 게임이나 하면서 머리에 열을 더 올리는 사람은 공부를 잘 할 리가 없다. 계속된 공부로 머리에 열이 오르고, CPU가 잘 안 돌아가는데 계속 작업하면 안 된다. 잠시 일어나서 세수를 하고 스트레칭을 하면서 CPU의 열을 식혀주면 열 받은 머리가 얼마나 고마워할까?

② **스트레스**

요즈음 아이들이 힘들 때마다 스트레스를 받는다는 이야기를 많이 하고, 육체적, 정신적인 문제가 생기면 스트레스 때문에 그렇다고 한다. 이렇게 스트레스에 대한 관심도 많고 스트레스가 만병의 근원으로 여겨져서 정리를 좀 해 볼까 한다. W. B. Cannon은 인체 항상성의 통제요소들에 영향을 주는 외적 및 내적 상태를 스트레스라 칭하였고 이것이 체내의 항상성 상태를 깨뜨린다고 하였다. 스트레스란 원래 물리학에서 어떤 물체에 가해지는 압력이나 물리적 힘을 가리키는 것으로 사용되었다. 이 개념이 인체에 적용되면서 스트레스는 대체로 흥분 상태를 의미하게 되었다. 즉 스트레스란 개인이 의미 있는 것으로 지각하는 외적 및 내적 자극으로서, 감정을 야기하여 마침내 건강과 생존에 영향을 미치는 생리적 변화를 말한다.

일반적으로 스트레스는 피해야 하고 뭔가 나쁜 것으로 생각하기 쉽다, 하지만 스트레스는 자극에 대한 긍정적인 것과 부정적인 것 모두를 포함한 개념이다. 결국 스트레스는 어떤 사건 자체보다는 사건에 대한 개인의 주관적 해석에 의해 좌우된다는 의미이다. 같은 사건이나 상황이라 하더라도 이를 받아들이는 사람에 따라 스트레스는 다르다. 그래서 스트레스를 일으키는 인자에는 부정적 사건과 긍정적 사건 모두가 포함된다.

스트레스는 또한 우리가 살아가는 데 도움을 주기도 한다. 스트레스가 전혀 없으면 사람을 권태롭게 하여 무기력하게 만들 수도 있다. 따라서 적절한 스트레스는 동기와 의지를 불어넣어 생활에 활력을 심어주고 일의 생산성과 창의력을 높여줄 수 있다. 그리고 질병에 저항할 수 있는 면역력과 항병력을 높여주기도 한다. 이처럼 건강을 위협하지도 않고 긍정적인 효과를 나타낼 수 있는 스트레스를 적절한 스트레스라고 부르기도 한다. 힘들겠지만 이렇게 스트레스에 대해서도 긍정적인 마음을 가져보는 것은 어떨까?

- 스트레스 증상

우리나라 고3 학생들의 평균 스트레스 지수는 미국에서 정신과 상담을 받는 환자보다 더 높이 나온다는 말이 있다. 1999년 보건복지부 통계에 의하면 우리나라 청소년의 가장 흔한 스트레스 요인은 학업문제 46.6%, 진로문제 21.4%, 가정문제 8.3%, 친구문제 7.4%, 금전문제 7.3%, 이성문제 3.6%, 건강문제 1.6%, 기타 3.8%로 나타났다. 이 결과는 우리 아이들이 항상 공부 때문에 스트레스를 받으며 산다는 의미이다.
스트레스가 인체에 미치는 영향은 자율신경계, 내분비계, 면역계를 통하여 나타난다.

▶ 스트레스는 자율신경계에서 카테콜아민의 분비를 촉진하여 교감신경계를 활성화하고 혈압 상승, 빈맥, 어지럼, 불안, 발한, 근육 긴장 등을 초래하며 장기화할 경우 고혈압 심장질환을 유발할 수 있다. 한편 부교감신경계는 스트레스 후 이완 상태로 회복시키는 기능을 한다.

▶ 스트레스는 내분비계에서 코르티코스테로이드 분비를 촉진하여 전해질 불균형, 탄수화물 대사 및 면역 조절력의 변화를 유발하고, 테스토스테론을 감소시키며 성장호르몬을 증가시킨다.

▶ 스트레스는 면역계, 특히 모노사이트에 영향을 미쳐서 면역 능력을 감소시키며 면역 글로불린 생성을 억제한다.

한의학에서는 마음을 잘 다스리는 것을 최고의 예방법이자 치료법으로 여기고 있다. 감정 조절이 안 되면 그것이 마음속에 응어리지게 되고, 응어리가 지면 기운의 소통이 안 되어 불처럼 되는데, 이것을 울화병이라고 부른다. 울화로 나타나는 증상은 소화 장애, 식욕 부진, 가슴

답답함 등이다. 그리고 불은 위로 상승하기 때문에 이 화(불)가 위로 올라가서 눈이 충혈되고, 머리도 아프고, 가슴도 두근거리거나 답답하게 된다고 본다. 전문 용어로는 기운이 뭉친 것을 간기울결肝氣鬱結이라 하고 열이 위로 올라간 것을 심화항염心火抗炎이라고 부른다.

- 스트레스 해소법

스트레스 유발 원인을 직접 해소해주는 것이 가장 좋은 방법이다. 예를 들자면 성적이 오르지 않아서 스트레스 받을 때 공부를 열심히 해서 성적이 올라가면 스트레스가 해소가 된다. 하지만 대부분은 그 원인을 직접 해소할 수 없다. 나는 세상사를 긍정적으로 생각하기 위하여 이런 마음을 가지며 살고 있다. '세상 모든 일은 좋고 나쁜 것이 없다. 그냥 그대로 발생했을 따름이다. 단지 내가 그 사건을 어떻게 이용하느냐에 따라서 좋은 일이 되기도 하고 나쁜 일이 되기도 하는 것이다.' 예를 들어 지진으로 건물들이 부서졌다면 이것은 그냥 발생한 사건이고, 내가 그 상황에서 건설 회사를 만든다던지 건설 물자 보급하는 방법을 찾아서 돈을 많이 벌면 지진은 나에게 긍정적으로 작용될 수 있다. 하지만 지진이 났다고 앉아서 울고 있거나 두려워서 멀리 도망을 간다면 지진은 나에게 나쁜 것으로 다가오는 것이다. 자 이제 나에게 다가온 스트레스를 좋은 방향으로 이끌기 위한 가벼운 방법을 제시한다.

▶ 육체의 문제는 휴식으로 풀고, 정신의 문제는 몸으로 푼다. 몸이 피곤할 때 잠을 잔다던지 휴식을 취하면 회복이 될 수 있다. 하지만 정신적 스트레스는 잠을 자거나 휴식을 취해도 꿈을 꾼다던지 계속 생각이 나서 벗어나기가 힘든 경우가 많다. 이런 경우에는 땀이 날 정도의 가벼운 운동으로 푸는 것이 좋은데, 이렇게 운동을 할 때 근

육의 움직임을 담당하는 뇌가 활동하고 대신에 고도의 생각을 담당하는 뇌가 휴식을 취하게 된다.

▶ 따뜻한 물에 몸을 담그는 것이 좋다. 우리는 태아일 때 따뜻한 양수 속에 있었기 때문에 따뜻한 물에 몸을 담그면 마음이 안정된다. 따뜻한 물에 몸을 담그면 부교감신경이 활성화되어 스트레스로 인한 교감신경의 과도한 흥분을 조절해준다.

▶ 긍정적인 마음을 가지는 것이 중요하다. 같은 스트레스라도 사람에 따라 느끼는 강도가 다르다. 그것은 그 스트레스를 바라보는 관점에 달려 있는데, 긍정적인 사람은 스트레스가 발생하면 그것을 자기를 발전시키는 계기로 삼기도 한다. 정 안 되면 스트레스 상황을 즐겨보는 것도 나쁘지 않다. 원래 나는 이런 고통을 즐긴다고 여겨 보자. 약간 자기 학대 느낌도 들지만, 긴 스트레스에는 이런 방법도 좋을 수 있다.

▶ 따뜻한 차 마시기가 좋다. 가볍게 볶은 향부자는 향도 좋고 효과도 좋으면서 부작용이 없는 대표적인 항 스트레스 약재이다. 제기동 약령시장이나 한약재상에서 구입하여 약한 불에서 좋은 향이 날 때까지 볶아서 차로 끓여 마신다. 향부주자의 효과를 증대시키기 위하여 옛날에는 남자 아기 오줌에 절여 뒀다가 볶아서 사용하기도 했던 유명한 약재이다.

▶ 손바닥과 발바닥 마사지도 도움이 된다. 따뜻한 물에 몸을 담근 이후에 손바닥과 발바닥 마사지를 하면 더욱 효과가 좋다. 손바닥과 발바닥을 장심과 족심이라고 하여 가슴의 심장과 함께 오심五心이라고 부른다. 장심과 족심을 마사지하는 것은 심장을 마사지하는 간접적인 방법으로 혈액순환과 마음의 안정을 준다.

③ ADHD

최근 매스컴에서 ADHD라는 말이 자주 나오다 보니 초등학생 어머니들은 아이들이 조금만 산만해도 혹시 ADHD가 아닌지 물어본다. 그래서 교과서 자료를 조금 소개한다. ADHD는 Attention-deficit hyperactivity disorder의 줄인 말로 주의력 결핍 과잉행동장애를 말한다. 유치원과 초등학교 시기에 가장 흔히 볼 수 있는 질환으로 3~20%의 아동들이 이 질환을 앓는다고 보고되고 있다. 남자아이가 여자아이에 비해 3~9배 정도 흔하며, 50% 정도는 만 4세 이전에 발병한다고 한다. 대부분 유치원이나 초등학교 입학과 함께 행동 문제가 뚜렷이 발생하게 된다. 중요한 증상은 주의력결핍, 행동적 인지적 충동성, 과잉 운동 증상의 3가지이다.

- 원인

  원인은 현재로서는 정확하게 알려진 바가 없다. 그러나 환경적 또는 심리적 원인보다는 기질적인 요인들이 작용할 가능성이 큰 것으로 보고 있다.
  - ▶ 유전적 요인 : 유전적으로 관련이 있을 가능성을 시사하는 소견들을 보여주고 있다. 그러나 현재로서는 정확한 유전적 기전에 대해서는 언급하기가 어려운 상태이다.
  - ▶ 신경의학적 요인 : 분만 전후의 합병증 등과 밀접한 관련이 있을 것이라는 학설이 있다.
  - ▶ 생화학적 요인 : 도파민과 노르에피네프린의 부족이 ADHD 발병과 관계되어 있을 것이라고 보고 있다.
  - ▶ 기타 : 신경해부학적으로는 전두엽 부위와 관련되어 있을 것이라는 학설이 있고, 기타 여러 요인들이 상호 작용하여 발병한다는 학설도 있다.

- 증상

  주요 증상은 주의력 결핍과 과잉 행동 그리고 충동성이다. 유아기부터 자극에 지나치게 민감하며 소음, 빛, 온도 등의 환경 변화에 과민반응을 보이고, 잠들기가 어려우며 자주 운다. 걸음마하기 이후에는 활동이 부산하고 위험한 행동을 서슴없이 한다. 유치원이나 학교에 가서는 가만히 앉아 있지 못하고, 자리에 앉아도 안절부절 못하며, 지나치게 많이 움직인다. 수업 중에 교사의 지시를 따르지 않으며, 주의가 산만하여 자주 지적을 받는다. 사소한 자극에도 폭발하며, 정서가 불안정하고, 충동성 때문에 참을성이 없거나 실수가 잦아서 자주 사고를 낸다. 학습장애, 언어장애, 운동협응장애가 동반되는 경우가 많으며, 이차적으로 정서장애와 행동장애가 흔하게 동반한다.

- 경과 및 예후

  청소년기나 성인 때까지 지속되기도 하고, 사춘기가 되면 호전되기도 한다. 대개 과잉활동 증상은 일찍 회복되나, 주의력결핍과 충동성 문제는 오래 지속되는 수가 많다. ADHD의 25% 이상에서 성인기까지 증상이 지속되어 충동성 문제로 후유증을 야기한다. ADHD가 청소년기 이후 지속되는 경우 행동장애가 발생될 위험성이 크며, 이 경우 상당수에서 반사회적 인격 장애 또는 알코올 및 약물중독자가 될 수 있다.

- 치료

  치료는 환경 치료, 특수 교육, 약물 치료, 행동 치료, 정신 치료 등의 방법을 사용할 수 있는데, 조용한 환경을 제공하여 마음의 안정을 도와주고, 1:1 수업 등으로 집중이 잘 될 수 있도록 도와주는 것이 좋다. 그리고 가벼운 상벌을 이용하여 스스로 자기 절제 및 제어를 할 수 있도록 유도하는 것이 좋다. 서양의학에서는 중추신경 흥분제인 메틸페니데이트가 많이 사용되는데, 일시적으로 집중이 좋아지는 효과가 발생하지만 내성이 쉽게 발생하고 식욕 감퇴와 수면 장애를 유발하기 때문에 투여는 신중하게 해야 한다.

이상의 내용을 보면 원인은 잘 모르며, 증상을 보면 아이들은 모두 ADHD 같은 증상이 보인다. 그리고 치료는 그때그때 상황에 맞춰가면서 경과를 지켜보자는 것이다. 더구나 다소 걱정 되는 것은 너무 많은 숫자의 아이들을 ADHD라는 꼬리표를 붙여서 환자로 만들고 있지 않나 싶다. 대다수의 산만한 아이들에게 사랑의 마음으로 보듬어 주고 자연스럽게 뛰어 놀게 해 주는 것이 더 적절한 치료이며 관리라고 생각한다.

초등학교 4학년 개구쟁이 아들을 데리고 온 엄마가 있었다. 아이는 장난기 가득한 얼굴로 이것저것 보고 있고, 엄마는 눈물로 나를 바라보면서 아이가 소아정신과 병원에서 ADHD 진단을 받고 약을 처방받았다면서 상담을 의뢰한 것이다. 내가 보니 아이 상태는 그냥 장난기가 심한 정도였다. 단지 외동아들이라서인지 학교에서 장난이 좀 심해서 선생님에게 지적을 자주 받는 정도였다. 학업 성적은 그렇게 좋은 편이 아니었다. 세상 많은 것에 관심이 많고, 음식은 잘 안 먹어서 다소 야윈 편이었다. 엄마는 직장 생활 때문에 결혼을 좀 늦게 하였고, 여전히 바빠서 아이를 못 챙겨준다고 하였다.

나는 진찰 과정에서 시간을 할애해서 아이와 30분 정도 이야기도 하고 관찰도 하였다. 그랬더니 행동이 조금 부산하긴 했지만 지각, 정서, 기억 등을 포함한 학습능력이 정상적인 모습이었다. 그래서 결론을 내린 내 처방은 엄마의 사랑이었다. 아이한테 ADHD라는 나쁜 꼬리표를 붙이지 말라고 말해 주었다. 엄마가 직장보다 아이를 더 생각하는 것이 어떠냐고 반문하며 아이와 같이 생활하고 아이와 같이 잠들기를 3개월 간 하라고 권하였다. 그리고 마음을 편안하게 하면서 위장 기능을 도와주는 처방을 6개월에 한 번씩 했다. 엄마를 달래면서 아이가 다소 산만해 보이는 것은 창의력이 뛰어나고 활발한 성격이라서 그렇다고 말했다. 그리고 너무 조급하게 여기지 말고 중학교까지 아이가 정서적으로 잘 성장되는 것을 차분히 지켜봐 달라고 요구했다. 그 결과 지금은 중학교에서 성적이 좋을 뿐만 아니라 리더십이 뛰어나서 반장을 맡고 있다고 연락이 왔다.

공부쟁이 한의사의 생생 경험담 ⑤
셰퍼드의 비애

학습클리닉을 하다 보니 많은 수험생들이 상담하러 오는데 2009년 봄에 찾아온 어떤 수험생은 자기는 공부가 적성에 안 맞는다고 했다. 특히 친구들이 개보다 못한 놈, 셰퍼드라고 별명을 지었다고 한다. 왜 그러냐고 물어보니 아이큐 검사를 했는데 아이큐가 78이 나왔다고 한다. 셰퍼드라는 독일 개 아이큐가 이 정도 나온다고 해서 친구들이 그것에 빗대어 놀리는 것이었다. 자기 자신이 생각해도 자기는 머리가 썩어서 공부를 해봐야 소용없다고 생각한 것이다. 아이큐는 생물연령에 대비한 지능연령을 나타내는 수치로 평균은 100이 나와야 한다. 그리고 개의 아이큐를 말하는 것은 단지 비유에 불과한 것이다. 그리고 많은 경우에 아이큐 테스트는 과잉되게 중요한 평가로 여기고, 미국을 기준으로 하여 필답으로 검사했으며, 몇 개의 항목으로 평균을 내서 나온 값이기 때문에 사람의 지적능력을 제대로 평가했다고 보기는 힘들다. 정말 그 짧은 몇 개의 문제를 푸는 과정을 보고 사람의 지적 능력을 평가할 수 있다고 생각하는가? 전혀 그렇지 않다. 그리고 아이큐가 낮다고 공부에 대한 자기의 적성이 안 맞다고 생각하는 것은 친구들이 바보라고 놀린다고 진짜 내가 바보라고 생각하는 것과 같다. 좀 더 적극적으로 생각하면, 아이큐가 낮은 내가 아이큐가 높은 친구들보다 더 좋은 점수를 받아서, 친구들보다 더 좋은 대학에 입학한다면 얼마나 통쾌할까! 아이큐가 낮은 사람도 이렇게 멋질 수 있다는 것을 보여줄 수 있는 좋은 기회가 될 수도 있다. 그리고 아이큐 테스트가 성적과 밀접하지 않다는 것을 보여줄 수 있는 기회가 되는 것이다. 물론 실제로도 그렇다.

▶▶ 근골격 문제

① 근육통

　공부를 열심히 하는 학생일수록 계속 고개를 숙이고 앉아 있기 때문에 목이나 어깨, 허리가 아플 수밖에 없다. 진료실에 들어와서 어디 아픈 곳이 없고 몸이 생생한 수험생은 공부안 하는 학생이다. 목이나 허리, 어깨 등의 근육통 및 관절 등의 문제가 있는 수험생에게 가장 좋은 방법은 스트레칭과 따뜻한 물에 찜질하는 것이다.

　많은 학생들이 쉬는 시간마다 친구들과 수다를 떨거나 멍하게 앉아 휴식을 취하는 경우가 많은데, 그렇게 하기보다는 쉬는 시간마다 목, 허리, 어깨 스트레칭을 하도록 권하고 싶다. 내가 말하는 것은 스트레칭이지 근력 단련이 아니다. 많은 수험생들에게 스트레칭을 권했더니 아까운 시간을 낭비하면서 헬스장에서 헬스를 하는 경우도 있었는데, 그것은 좋지 않다. 틈틈이 하는 스트레칭으로 관절과 근육을 그때그때 풀어주는 것이 좋다. 또 하나는 따뜻한 물에 몸을 담그는 것인데 이것은 부모님이 좀 도와주셔야 한다. 학교 마치고 귀가할 즈음에 욕조에 따뜻한 물을 받아서 10분 정도 몸을 담근 다음에 잠을 잘 수 있도록 해보자. 그러면 땀을 통해서 노폐물도 잘 배출될 뿐만 아니라 숙면도 취할 수 있을 것이다. 특히 체격이 좋은 학생일수록 몸에서 노폐물이 많이 발생하므로 따뜻한 물에 몸을 담가서 순환을 도모하고 노폐물이 땀과 함께 배출되도록 하면 몸이 가뿐해지고 머리도 맑아지는 데 도움이 될 것이다.

하나 더 언급하고 싶은 것은 요즈음 청소년들은 스마트폰 사용을 자제해야 한다. 그렇지 않아도 공부한다고 고개를 계속 숙이고 있기 때문에 목이 아픈데, 여기에 더해서 스마트폰 사용 때문에 쉬는 시간까지 목을 숙이고 있게 된다. 목을 숙이면 승모근이 당겨지고 승모근의 부착 부위인 뒷머리와 어깨가 아플 수밖에 없다.

체격이 좋은 수험생은 체력은 좋지만, 몸에서 노폐물이 많이 발생된다. 그래서 수시로 따뜻한 물에 몸을 담금으로써 몸의 노폐물을 배설시켜주는 것이 좋다. 왜소한 수험생은 쉽게 피로해지기 쉬운데, 가벼운 체조나 달리기 등으로 체력을 길러주라고 권하고 싶다. 하지만 너무 과한 운동은 금물이다.

② **요통**

가늘고 긴 나뭇가지는 부러지기 쉽지만, 짧고 두꺼운 나뭇가지는 잘 부러지지 않는다. 허리도 마찬가지다. 키 작고 땅땅한 사람보다 키 크고 야윈 사람이 허리가 약할 수밖에 없다. 개그맨 김병만 같이 키가 작고 땅땅한 사람은 허리가 강하다. 자기가 만일 키가 크고 야윈 사람이면 허리가 약해지기 쉽다고 생각하고 평소에 허리를 조심하자. 허리를 조심하는 방법은 아래에 소개해 두었다.

　수험생 요통은 요추 디스크, 척추관 협착증, 좌골신경통 같은 부류가 아니다. 혹시 허리가 아프면 뭔가 큰 병이 아닌지 걱정부터 하는데, 수험생 요통은 자세 불안으로 인한 허리 근육과 인대의 일시적인 문제가 대부분이다. 우리가 인간의 몸을 모두 알 수 없듯이, 수험생을 둔 부모가 아이의 병을 다 꿰뚫어 볼 수도 없고 치료를 모두 할 수도 없다. 단지 원리를 알고 원칙을 잘 지키면 된다. 원리는 자연스러운 것에서 출발한다. 원래 10대 나이의 아이들은 마음껏 달리고 움직이면서 살아야 한다. 하지만 공부를 하다 보니 부자연스럽게 하루 내내 앉아서 생활할 수밖에 없다. 아이가 문제가 아니라, 이런 부자연스러운 환경이 문제다. 그렇다고 공부 안 하고 계속 놀 수도 없는 노릇이다. 치료도 역시 자연스러움에 달려 있다. 자연에 가깝게 조금만 도와주면 우리 몸은 스스로 회복을 하게 된다.

　잠깐 유리왕 이야기를 하고 싶다. 이 이야기는 내가 초등학교 저학년 시절에 읽고 마음속에 간직한 이야기이다. 부여에 사는 유리라는 아이가 동네 사람들에게 애비 없는 자식이라고 놀림을 받아서 엄마에게 왜 나는 애비 없는 자식이냐고 울면서 물었다. 그러자 그 엄마는 그 아이의 아버지가 부여에서 도망쳐 고구려를 세운 고주몽이라고 했다. 그리고 그 아버지는 남쪽으로 가기 전에 증표를 남겼는데, 소나무 아래에 칠각 돌이 있고 그 칠각 돌 아래에 증표를 숨겨 놓았다고 했다. 그래서 유리는 소나무 아래에 있다는 칠각 돌로 된 증표를 찾아 헤맨다. 여기 저기 아무리 헤매고 돌아다녔지만 찾을 수가 없었다. 그런데 어느 날 집에 돌아와 기둥을 보니 집 기둥이 소나무이고 그 기둥 아래의 댓돌이 칠각이었다. 이렇게 세상일은 가까운 곳에 답이 있는 법이다. 얼마 전 들은 조용필 노래 가사에도 그런 이야기가 나온다. 소중한 것은 곁에 있다고, 먼길 떠나려는 사람에게 말해 준다는 내용이 그것이다. 멀고 어렵고 희한한 방법에 답이 있는 것이 아니라는 의미이다. 나는 늘 자연스러움에 건강을 지키는 답이 있다고 생각한다. 우리 몸에 배어 있는 먼 조상으로부터 받은 면역 기능과 자생력이 나를 지켜준다고 생각한다. 요통도 마찬가지다. 요통의 예방과 치료 모두 자연스러움을 생각하고 우리 몸의 자생력을 생각하면 답은 저절로 나온다고 생각한다. 요통 예방법을 덧붙여서 적어 본다.

▶ 평소 예방을 위해서 딱딱한 의자 사용을 하지 않는 것이 좋은데, 학교는 의자가 딱딱하다. 그러면 방석을 사용하는 것을 권한다. 방석을 사용하면 엉덩이가 시꺼멓게 변색되는 것도 막아준다.

▶ 가벼운 체조를 수시로 해서 근육의 긴장을 풀어주도록 한다. 가끔씩 움직여 주는 정도면 충분하다. 쉬는 시간에 너무 앉아 있지 말고 체조를 해 주도록 하자.

▶ 따뜻한 물에 몸을 한 번씩 담가서 긴장도 풀고 허리 부위의 혈액순환도 도와 주자.

▶ 너무 한 가지 자세로 앉아 있지 않도록 하자.

▶▶ 기타 문제

① 피로감

많은 수험생이 '자도 자도 피곤하다'는 말을 달고 산다. 이런 이야기를 한다는 것은 육체적 피로가 아니라 정신적 피로가 쌓였다는 이야기이다. 피로감을 호소하면 부모님은 무슨 문제인가 싶어서 검사를 받거나 보약을 처방받으러 한의원으로 찾아온다. 물론 문제가 있어서 피로감을 호소하기도 하지만 대부분은 정신적인 것에 답이 있다. 우리 아이들은 육체적, 정신적으로 피로할 수밖에 없는 입장이다. 육체적 피로는 휴식으로 풀고, 정신적 피로는 몸으로 풀어야 한다. 육체적으로 고생을 많이 하여 피로한 사람은 따뜻한 물에 몸을 담그거나 잠을 자게 되면 근육이 휴식을 취할 수 있어서 피로가 풀릴 수 있다. 하지만 정신적 피로는 조금 양상이 다르다. 잠을 자거나 휴식을 취하고 있어도 계속 생각을 한다든지 꿈을 꾸게 되기 때문이다. 그럴 때는 땀을 흘릴 정도의 운동을 통해 풀어 줘야 한다. 어떻게 보면 몸을 사용하지 못하는 자연스럽지 못한 환경에서 일시적으로나마 자연스럽게 몸을 사용해 주는 시간을 가지게 되는 것으로 볼 수 있다. 그리고 고도의 생각을 하는 뇌가 휴식을 취하고 몸을 움직이는 뇌가 활동하게 만들어 주는 시간이 될 수도 있다.

② **생리통**

오랜 시간 앉아만 있고 움직이지 않기 때문에 여성 수험생들은 자궁 순환이 안 좋을 수밖에 없다. 없던 생리통도 발생하는데 평소에 생리통이 있던 수험생들은 시험기간이 다가오면 고생을 많이 한다. 몇몇 수험생은 혹시라도 큰 병이 아닌가 싶어 검사를 받고, 제대로 된 치료를 받는다고 시간을 낭비한다. 하지만 대부분의 생리통은 수험생이라는 특이한 상황에서 발생하는 질환이다. 즉 오랫동안 앉아 있으니 자궁 쪽으로 순환이 안 되어서 발생한다는 것이다. 그래서 따뜻한 물에 아랫배를 담그거나, 수시로 아랫배와 다리를 주물러 마사지하던지, 아래를 따뜻하게 해 주는 것만으로도 상당히 경감시킬 수 있다. 그리고 시험이 끝나고 많이 움직이게 되면 자연스럽게 좋아질 것이니 너무 염려할 필요는 없다. 단지 시험일에 생리가 걸려서 힘든 경우에는 핫팩이나 마사지 등의 방법을 사용하고, 생리통이 심하면 최후의 방법으로 시험일에 한해서 진통제를 사용하는 것이 좋다.

③ 아토피 피부염

아토피 피부염은 주로 유아와 소아에 발생하는데, 알레르기 비염이나 천식과 같은 다른 아토피 질환과 자주 같이 발생된다. 건조증, 가려움증, 붉은색 습진을 특징으로 하는 만성 염증성 피부질환이다. 아토피 피부염의 원인은 유전적인 소인과 환경적인 원인, 면역학적 이상 반응과 피부 장벽의 이상 등이 주요 발병 원인이다. 특별한 검사 방법이 없고 임상 양상을 종합한 진단 지침에 의거하여 진단한다. 원래 아토피는 '이상한' 혹은 '부적절한'이란 의미이며, 아토피 질환에는 아토피 피부염 이외에 천식, 알레르기성 비염, 알레르기성 결막염 등도 있다.

▶ 원인과 발병기전① : 유전학적 측면

환자의 70-80%에서 아토피 질환의 가족력이 있다. 부모 중 한쪽이 아토피 피부염이 있는 경우 자녀에서 나타날 확률이 높으며, 부모 모두 아토피 피부염이 있는 경우 확률이 더욱 높아 자녀의 80%에서 발생한다. 쌍생아 연구에서도 일란성 쌍생아에서는 아토피 피부염 발생의 일치율이 높고, 이란성 쌍생아는 일반 형제들에서와 같이 일치율이 낮아 유전적 요인이 중요한 역할을 한다. 그러나 유전 양식과 원인 유전자는 아직 밝혀지지 않았다.

▶ 원인과 발병기전② : 알레르기 및 면역학적 측면

환자의 80% 이상에서 면역 관련 물질인 혈액 내 IgE가 증가한다. 대부분의 환자에서 음식물이나 공기 중의 어떤 항원에 대한 IgE 항체가 나타나고, 즉시형 피부 반응도 양성으로 나타난다. 일부 환자는 해당 음식물 섭취 후 피부염이 악화된다. 호흡기를 통하여 대기 중 항원에 노출된 후 피부염이 악화되기도 하며, 대기 중 항원에 대한 피부 시험에 대하여 양성 반응을 보이기도 한다. 아토피 피부염 환자는 세균, 바이러스, 진균 등의 피부 감염이 정상인보다 흔하다.

▶ 원인과 발병기전③ : 피부 장벽의 이상

피부는 인체의 가장 외부에 존재하는 기관으로 체내 수분을 보호하고 외부 침입 인자(항원, 감염원 등)의 내부 침입을 방어하는 필수적인 장벽 기능을 수행한다. 피부는 몇 가지 장벽을 보유하고 있다. 첫째, 물리적 장벽으로는 피부 각질층과 tight junction이라 불리는 피부 세포 간 강한 결합이 있다. 둘째, 화학적·생화학적 장벽으로 지질, 산, 리소좀, 항균 펩타이드가 있다. 마지막으로 감염성 질환에 대한 면역 장벽 등이 있다.

예를 들어보면, 건강한 피부의 각질층 pH는 4.5~5.5로 약산성이며 이는 다양한 기전에 의해서 피부 산성도를 유지하게 된다. 일반적으로 아토피 피부염 등의 습진성 질환에서는 단백질 분해 효소의 활성이 급격히 증가하면서 피부 각질층의 빠른 탈락이 일어나며, 반대로 건선에서는 각질 세포가 적절히 탈락되지 못하고 두껍게 쌓이는 증상이 나타난다. 이런 각질 세포의 탈락에 관여하는 단백질 분해 효소는 각질층의 pH에 의해 활성이 조절된다. 이런 것처럼 피부 각질층의 pH는 피부 장벽의 항상성 유지에 중요한 역할을 하게 된다. 아토피 피부염에서 병변 부위의 피부가 건강한 부위보다 pH가 더 높게 측정되며, 증가된

pH는 다양한 경로로 피부 장벽 기능을 손상시킨다. 참고로 비누는 알칼리성을 띠게 되고 비누를 사용하면 피부의 pH가 올라가서 결국에는 피부 장벽 기능을 손상시켜서 아토피 피부염의 원인이 될 수 있다는 의미이다.

- **증상**

특징적인 증상은 심한 가려움증이고 밤에는 더욱 심하여 수면장애까지 일으키기도 한다. 급성기에는 가려움이 심하고 피부가 붉어지며 수포도 발생한다. 긁으면 진물이 흐르기도 하여, 이차 감염이 흔히 일어난다. 만성기에는 계속 피부를 긁어서 피부가 두꺼워지는데 이것을 태선이라고 한다. 일반적으로 이러한 다양한 증상들이 한 환자에서 동시에 관찰된다. 임상 양상과 분포는 환자의 나이에 따라 다르게 나타난다.

유아기 습진은 생후 2-3개월 이후에 급성 증상으로 시작한다. 얼굴의 양볼에 붉은 홍반으로 나타나는 것이 특징인데, 이를 흔히 태열이라고 부른다. 머리와 팔다리에도 증상이 발생한다. 진물이 심한 경우도 있고, 때로 감염을 일으키기도 한다. 감기, 예방주사 등으로 습진이 악화될 수도 있다.

소아기에는 피부가 접히는 주와부(팔꿈치 안쪽 접히는 부위), 슬와부(무릎 안쪽 접히는 부위) 등에 피부염이 발생하는 것이 특징이며 엉덩이, 눈꺼풀, 손목, 발목 등에도 나타난다. 귀 주위가 갈라지고, 진물이 나거나 부스럼이 생긴다. 입술 염증도 흔한 증상이며 특히 윗입술에 나타나는 염증이 특징적이다. 유아기보다는 급성 증상이 적고 급성에 준하는 증상이 많으며, 진물이 나오는 증상보다는 건조한 증상이 심하다.

성인기에는 소아기와 비슷한 분포를 보여 피부가 접히는 부위, 목의 양측, 얼굴 등에 나타나며, 피부가 두껍게 변화되는 태선 같은 만성 증상이 많이 나타난다. 손에도 습진이 흔히 나타난다.

▶ 동반 증상과 합병증① : 건조증

건조증은 아토피 피부염에서 매우 흔히 나타나는 증상이다. 겨울에 악화되며 비늘 모양의 어린선(비늘증)을 동반한 경우에는 지속적으로 나타난다. 건조증이 있는 부위에서는 각질층의 장벽 기능이 손상되어 피부 수분 손실이 증가하고, 외부의 자극 물질이나 항원이 쉽게 통과한다.

▶ 동반 증상과 합병증② : 어린선(비늘 모양의 피부)

피부가 건조해지고 마치 물고기 비늘 모양의 피부가 나타나기도 하는데, 손바닥에서는 건조해지면서 잔잔한 손금이 많은 모양으로 바뀌기도 한다. 이것 역시 어린선의 증상으로 모두 아토피 피부염에서 흔히 동반되는 소견이다.

▶ 동반 증상과 합병증③ : 손에 발생하는 습진

아토피 피부염 환자에서는 손의 습진이 흔히 발생하는데, 일반적으로 손등에 발생하며 손바닥과 손목에도 나타난다. 물을 자주 접촉하거나 비누, 세제를 과도하게 사용하면 악화된다. 직업성 손 부위 피부염 환자의 약 80%는 아토피 피부염 환자이다.

▶ 동반 증상과 합병증④ : 눈의 증상

눈 주위에는 건조증과 인설(하얀 피부 가루)이 덮인 가벼운 피부염으로부터 심한 태선화(피부가 두꺼워지는 증상)까지 다양한 증상이 나타난다. 피부염이 오래 지속되면 염증 후 과색소 침착으로 인해 눈 주위가 검게 된다. 아래쪽 눈꺼풀의 피부염 때문에 부종이 발행하면 눈 아래 주름이 생긴다. 눈썹을 반복하여 긁거나 문지르면 바깥쪽 눈썹이 빠진다.

▶ 동반 증상과 합병증⑤ : 피부 감염

세균, 바이러스, 진균 등의 피부 감염이 정상인보다 높은 빈도로 발생한다.

- **치료**

아토피 피부염의 치료 목표는 건조한 피부에 대한 적절한 수분 공급과 악화 요인의 제거, 그리고 가려움증과 피부염을 감소시키는 것 등이다. 환자에 따라 악화 요인이 다르므로 이를 발견하여 환경에서 제거하는 것이 필요하다.

▶ 치료① : 피부 수분 공급

대부분의 아토피 피부염 환자의 피부는 건조하며 겨울철에 더욱 심해진다. 적절한 피부의 수분 공급은 아토피 피부염 치료의 가장 기본적인 요소이다. 따뜻한 물로 목욕한 후 물기가 마르기 전에 피부 연화제를 바르는 것이 좋다. 연화제로는 로션, 크림, 오일 등 다양한 제품이 있다. 로션은 보습 효과가 불충분한 경우가 있으며, 유분이 많은 오일은 발한을 방해하여 가려움증을 악화시키는 경우도 있다. 따라서 피부의 건조도, 계절, 개인의 취향 등에 따라 적절한 것을 선택한다.

▶ 치료② : 악화 요인 제거

- 자극 원인인 비누와 세제, 화학약품, 모직과 나일론 의류, 기온이나 습도가 너무 높거나 낮은 환경 등이 피부에 자극을 주어 가려움증과 피부염을 악화시킨다. 비누는 너무 자주 사용하지 않도록 하며, 아토피 피부염 환자를 위한 지방 제거 효과가 적은 제품을 사용하는 것이 도움이 된다. 모직은 피부에 자극을 주고, 나일론은 땀의 흡수가 좋지 않아 가려움증을 일으키므로 부드러운 질감의 면으로 된 옷을 입도록 한다. 새 옷은 세탁 후에 입는다. 세탁 후에 세제가 남아 있지 않도록 반복하여 헹구어야 한다. 온도나 습도가 너무 높거나 낮은 환경은 가려움증을 유발하며, 급격히 온도가 변하는 것도 좋지 않다.

- 알레르겐 제거: 아토피 피부염 환자의 일부에서는 음식물 알레르기에 의해 피부염이 악화된다. 흔한 음식은 우유, 달걀, 콩, 생선 등이다. 나이가 들면 음식물 알레르기는 점차 감소하는 반면 공기 중 항원에 대한 알레르기는 증가한다. 집 먼지 진드기, 꽃가루, 혹은 동물 털 등의 공기중 항원이 아토피 피부염을 악화시킨다는 연구 결과가 많다. 그러나 주위 환경의 원인 항원으로부터 회피하려는 노력이나, 알레르기 백신을 통한 저감작요법 등이 피부염 완화에 도움을 주지 못하고 있다.

아토피 피부염 환자는 접촉성 항원에 대해서는 반응이 정상인과 비슷하게 일어나는 것으로 알려져 있으나, 니켈이나 국소 치료제 성분에 대한 접촉 피부염의 빈도는 정상인보다 더 높다.

▶ 치료③ : 면역 강화를 위한 한약 처방이 도움이 된다.

서양의학에서는 근본 치료는 힘들고 치료 목표로 건조한 피부에 대한 적절한 수분 공급, 악화 요인의 제거, 그리고 가려움증과 피부염을 감소시키는 것 등이다. 피부 질환을 바라볼 때 한 부분의 문제이면 부분적인 치료가 적절하고, 대칭적이면서 전신에 증상이 나타나면 피부 문제가 아니라 내부에 문제가 있다는 뜻이다. 그래서 아토피 피부염은 피부에 증상이 나타나지만 내부의 문제라고 볼 수 있다. 한의학에서는 피부 자체 원인과 내부 장기 원인을 개개인의 체질을 고려하여 치료한다. 보습과 항염증으로 가려움증을 해소하는 연고제를 사용하기도 하고, 침 치료로 건전한 피부 반응을 유도하기도 하며, 내부 장기의 기능 회복을 위해 한약을 사용한다. 각 처방은 한의사와 상담할 때 피부 상태나 장기의 기능을 점검 후 결정될 것이다.

싱가포르에서 살다가 한국으로 돌아온 초등학교 2학년 여자아이가 초겨울에 엄마와 같이 왔는데 눈 아래가 빨갛게 되어 있었다. 혹시나 싶어서 팔꿈치 앞부분인 주와부를 보니 양쪽이 대칭적으로 습진이 있었고, 복부와 오금부위도 마찬가지였다. 얼굴은 인형 같이 예쁘고 붙임성도 있는 아이가 아토피 피부염 때문에 밤만 되면 매일 온 몸을 긁어대고, 피부에 2차 감염까지 발생하여 엉망으로 변하였다고 한다. 매일 스테로이드 연고를 바르며, 병원에서 손톱을 짧게 깎아줘야 한다고 해서 거의 피가 날 정도로 손톱을 짧게 깎아 놓은 상태였다. 이런 아토피 피부염은 싱가포르에서 한국으로 오고 6개월 정도 경과하자 발생이 시작되었다고 한다. 스테로이드 연고를 바르면 조금 좋아지지만 연고 사용을 중지하면 더 악화되기 일쑤였다. 나는 이 아이가 많은 화학물질 등에 찌들어 있다는 것을 눈치챘다.

엄마가 바빠서 잘 챙겨주지 못하니 미안해서 아이가 원하는 피자나 과자 등의 식품 첨가물이 많이 든 음식을 많이 먹인 것이 제일 큰 원인이었다. 다음으로는 따뜻한 곳에 살다가 한국에 오니 난방을 과하게 하여 만들어진 고온 건조한 환경도 한몫을 하게 된 것이었다. 그래서 아이한테 인스턴트 음식 대신 자연식품을 많이 먹이게 하고, 자연성분으로 만든 피부보습연고를 처방했다. 더하여 면역 기능을 개선시켜 주는 한약을 처방하고, 습도 조절에 대한 조언도 하였다. 더불어 피부 산도 조절을 위하여 비누 사용 자제에 관한 설명도 했더니 어머니가 수긍하면서 꼭 지시를 따르겠다고 하였다. 어린 아이라서 그런지 3개월 만에 피부가 몰라보게 좋아지더니 예쁜 얼굴에 예쁜 피부를 가진 소녀가 되어서 찾아왔다.

④ **틱장애**

의외로 많은 초등학교 어린이들이 틱 증상을 보인다. 그만큼 아이들이 정서적으로 힘든 시기를 살고 있다고 여겨진다. 초등학교 시절에는 아이는 아이답게 자연스러운 환경에서 자라게 해 주는 것이 좋다. 틱증상도 자연스럽게 생활하다 보면 마음의 평온을 얻고, 마음의 평온이 근육과 신경의 안정을 가져와서 좋아지게 되어 있다.

틱(tic)은 불수의적으로 갑자기 빠르게, 반복적, 불규칙하게 움직이는 근육의 상동적인 움직임 또는 소리 내는 것을 말한다. 틱은 근육 틱과 음성 틱으로 대별된다. 의학적으로는 ①일과성 틱장애, ②만성 근육 또는 음성 틱장애, ③뚜렛장애의 세 가지로 나눈다. '일과성 틱장애'는 음성 틱 또는 근육 틱 한 가지만 1개월에서 1년 정도 지속되는 경우를 말한다. '만성 근육 또는 음성 틱장애'는 음성 틱 또는 근육 틱 한 가지만 1년 이상 지속되는 경우를 말한다. '뚜렛장애'는 음성 틱 또는 근육 틱이 같이 나타나는 경우를 말한다.

- **원인**
▶ 유전적 요인

가족력과 관계가 깊다. 일란성 쌍생아에서 일치율이 이란성에 비하여 현저하게 높으며 뚜렛장애와 만성근육 또는 음성 틱장애 등이 동일한 가족 내에서 발생된다는 점으로 봐서 유전성으로 보인다. 뚜렛장애는 ADHD와 관련성이 높아 뚜렛장애의 경우 50~60% 정도에서 ADHD와 공존한다. 그리고 강박 장애와도 관련성이 높아서 뚜렛장애의 40% 정도에서 강박 장애가 공존한다.

▶ 생화학적 요인

대뇌 도파민계의 과다활동이 틱장애와 관련이 있다. 도파민계 차단제를 투여하면 증상이 호전된다. 역시 도파민 합성 억제 약물도 증상이 호전됨을 알 수 있다. 세로토닌, 오피오이드(날록손)도 뚜렛 증후군에 관여될 것이라 생각되고 있다.
▶ 스트레스나 불안 등도 유발 요인이 될 수 있다.

• **증상**

7세 전후하여 가장 많이 발병되며, 눈 깜빡거림이 가장 먼저 관찰된다. 이후 음성 틱으로 진행되는 경우가 많다. 스트레스나 불안은 틱증상을 악화시킨다.

• **경과 및 예후**

근육 틱이나 음성 틱 단독으로 발생하면 대체적으로 예후는 좋은 편이다. 뚜렛장애와 같이 근육 틱과 음성 틱이 같이 있는 경우는 만성화되면 심한 적응 문제가 생기거나 정서 장애가 야기되기도 하지만 적응이 잘 되는 경우도 많다.

• **치료**

근육 틱과 음성 틱이 복합적으로 발생하지 않은 경우라면, 긴장과 불안감을 해소하고 지지해 주는 분위기만으로도 많이 호전된다. 일과성 틱이나 만성 틱은 마음을 편하게 하거나 기운을 조절하는 한약으로 좋은 효과를 내며, 가장 힘들다는 뚜렛장애의 경우도 기운 조절과 심리적 안정을 도모하는 한약 치료와 뜸 치료로 좋은 효과를 낸다.

⑤ 소변 문제

　군대 생활을 해 보면 남자라고 모두 강한 것이 아니라는 것을 느낄 수 있다. 의외로 많은 사람들이 소심하고 마음이 여려서 간혹 울기도 한다. 마찬가지로 시험을 앞두고 긴장을 하면 소변 문제가 많이 생긴다. 대부분 소변이 자주 나와서 문제가 되는데, 날씨가 추울수록 심하다. 그래서 일부 학생들은 방광이나 신장의 문제가 아닌가 싶어서 검사를 받기도 하고 당뇨병이라 생각하여 상담을 하러 오기도 한다. 한번은 시험을 앞두고 소변이 나오지 않아서 문제가 된 학생도 있었다. 그냥 화장실 가서 누면 되지 않을까 싶지만 아무리 힘을 써도 소변이 안 나오는 경우도 발생한다.

　학생들이 긴장해서 생기는 소변 문제는 대부분 마음의 문제다. 긴장으로 인해 교감신경이 자극되고 교감신경의 영향으로 소변이 자주 마려운 것이다. 더구나 이 교감신경의 일부는 방광을 자극하여 예민하게 만들기도 한다. 그래서 이 치료의 핵심은 마음을 편안하게 해 주는 것이다. 더하여 몸을 따뜻하게 하면 긴장도 풀리고 소변 문제도 자동으로 해소된다. 소변 문제로 찾아온 학생에게 마음을 편안하게 해 주는 약을 처방하는 이유가 여기에 있다.

▶ 정신 심리 치료 비법

'자연에 순응하라.'
　이것이 건강을 위해 내가 가장 강조하고 싶은 말이다. 사람의 몸은 자연의 모습을 본받아서 만들어졌고, 인간은 자연에 순응해서 아침에 일어나고 밤에 자야 한다. 자연에 순응하면 살아남고 자연에 역행하면 살아남기가 힘들어진다. 가령 봄에 꽃이 핀다면 쉽게 열매를 맺어서 그 결과가 남겠지만, 겨울에 꽃이 피면 많은 노력을 들이더라도 결국 그 꽃의 운명은 뻔한 결말을 맞게 될 것이다. 이런 마음에서 출발하여 수험생에게 내가 사용하는 정신심리요법을 정리해 보았다.

① 以道療病(이도요병)—병을 치료하려면 그 마음을 치료하라

질병의 원인을 내인(내부 원인), 외인(외부 원인), 불 내외인(내부와 외부 원인이 아닌 것)으로 나눌 수 있다. 내인으로 인한 병은 칠정(일곱 가지 정서)의 불균형이 인체에 영향을 미쳐 질병을 발생시키는 것이다.

인체 건강을 위해서는 균형이 제일 중요하다. 균형에는 좌우균형, 상하균형, 내외균형이 있다. 좌우균형에 대해서는 쉽게 생각할 수 있는데, 모든 기관의 좌우 균형이 맞아야 함을 말한다. 예를 든다면 골프, 야구, 테니스처럼 한쪽만 많이 사용하는 운동보다 달리기, 체조, 등산 같이 좌우균형이 맞는 운동이 좋다. 골프, 야구, 테니스를 많이 하는 사람은 어깨, 팔꿈치의 인대손상이 많다. 상하균형이란 인체의 상부와 하부에 조화로워야 한다는 것인데, 대체적으로 열은 위로 올라가고 차가운 것은 아래로 가라앉는다. 상부는 열이 많아서 문제가 되고 아랫배나 다리는 차가워서 문제가 생긴다. 그래서 머리는 식혀주고 아래는 따뜻하게 해주어서 균형을 맞춰주어야 한다. 그리고 내외균형이란 추운 겨울에는 피부 밖이 차가워지고 내부가 열이 나기 쉽고, 여름에는 피부 바깥에 혈액이 쏠려서 인체의 내부인 위장에는 혈액 부족으로 소화불량이나 설사 같은 위장의 탈이 나기 쉽다. 그래서 겨울에는 시원한 음식을 먹어도 큰 문제가 없지만 여름에는 찬 음식을 주의해야 하며 도리어 따뜻한 음식으로 위장을 데우는 것이 건강에 이롭다.

이렇게 균형을 맞춰서 잘 조절하는 것이 사람을 병들지 않게 하고

건강하게 만드는 기본이다. 나는 여기에 더하여 정신과 육체의 균형을 말하고 싶다. 너무 정신만 사용하는 사람, 너무 육체만 사용하는 사람, 모두 건강하기 힘들다고 생각한다. 육체적인 피로는 잠을 자거나 휴식을 취하면 피로가 풀린다. 하지만 정신적 피로는 잠을 자거나 휴식을 취해도 계속 생각을 하거나 꿈을 꾸게 된다. 그래서 정신적인 피로를 풀 방법이 쉽지 않다. 정신적인 피로를 푸는 방법은 육체를 사용하는 것이다. 가벼운 운동이나 체조, 달리기, 등산 등을 하면 고도의 사고를 하는 뇌는 휴식을 하고 육신을 움직이는 뇌만 사용하게 될 것이다. 그 때가 바로 정신활동을 하는 뇌가 휴식을 취하는 시간이 된다. 그래서 정신과 육체의 균형을 잡을 수 있다. 나는 수험생 진료를 할 때 이렇게 정신과 육체의 균형을 중요하게 생각하고 매번 강조해서 머릿속에 각인되게 한다. 지금도 똑같이 반복하고 있다.

② 虛心合道(허심합도)—사람이 마음을 비우면 도에 이른다. 그러니 마음을 비우자. 오렌지한의원 진료실의 내 책상 맞은편에는 虛心合道라고 한문으로 적어 놓고 매일 그 글귀를 마음에 되새긴다. '허심합도'는 위의 '이도요병'과 연결되는 것인데, 도道로써 병을 치료하는 것이며, 그 도道는 마음을 비우는 것에서 찾을 수 있다는 뜻이다. 다른 말로 恬憺虛無(염담허무)라고도 하며 마음을 편안하게 하고 담담하게 비우고 없앤다는 의미이다. 수험생들도 큰 일을 앞두고 공부하는 중에 조급하고 옹졸한 생각을 버리고, 마음을 항상 편안하면서도 담대하게 가지려고 하는 것이 좋다. 공부 외에 잡다한 생각은 비우라는 의미이다.

아무리 힘이 센 '로봇 태권V'라도 그 태권V를 조종하는 '철이'가 나쁜 놈이라면 큰 재앙이 되고 만다. 정신이 바로 서고 마음이 건강해야 진짜 건강한 사람이 될 수 있다. 이렇게 육신도 중요하지만 마음을 다스리고 정신을 똑바로 가지는 것도 건강의 지름길임을 알아야 한다.

③ 移精變氣療法(이정변기요법)—移는 이동한다는 의미, 精은 정서, 變은 바꾼다는 의미, 氣는 기운을 말한다. 즉 정서를 이동시켜서 기운을 변화시킨다는 뜻인데, 여러 가지 방법을 이용하여 환자의 감정을 움직여서 병리상태를 조절하는 치료법이다. 이 치료법은 술이나 대화, 독서, 음악 등 여러 가지 방법을 사용하여 감정에 변화를 준다. 예를 들어 보면, 명나라에 고위관직의 환자가 백내장 질환이 있는데, 이를 심하게 걱정하고 조급해하여 온종일 거울을 들고 눈을 비추어 보았다. 여러 훌륭한 의사를 만나보고 하루 빨리 효과를 보기를 원하였으나 치유가 안 되었는데, 마침내 양분형이라는 의사에게 치료를 받게 되었다. 양분형 선생은 "그 병은 빨리 치료될 수 있지만, 이제까지 복약이 지나쳐서 오른쪽 고관절에 조만간에 독이 퍼질 것이다."라고 하였다. 이후 그 환자는 눈보다 오른쪽 고관절을 자주 보고 어루만지게 되었고, 그 날 이후 눈은 점차 치유되었다. 그러나 오른쪽 고관절은 독이 퍼지지 않았다. 양분형 선생은 "의학은 뜻에 있습니다. 귀하는 성격이 조급하고 서두르기를 좋아하니, 늘 거울을 들고 눈을 쳐다보아서 한시도 마음이 눈을 벗어난 적이 없습니다. 그래서 화가 위로 치솟아 올라서 눈병이 나을 수 없었습니다. 그리하여 거짓말로 귀하를 속여 다리 쪽으로 정신이 쏠리게 하는 방법으로 화를 가라앉혀서 눈을 낫게 한 것입니다."라고 하였다. 이는 심리 유도 방식을 통해서 환자의 주의력을 눈의 질환에서 오른쪽 고관절로 전이한 것으로, 관념적 자아 조절로 신체질병을 치료하면 효과가 있다는 것을 보여주었다.

이런 이정변기요법이 수험생에게도 응용이 될 수 있다. 평소 시험에 대한 긴장이 높은 수험생에게 그 마음을 다른 곳으로 쏠리게 하는 방법으로 응용이 가능하다. 실제로 나는 이정변기요법을 시험불안 수험생에게 여러 가지 방법을 사용하여 응용하고 있다. 가령 작은 돌을 주면서 시험 전에 불안하면 이것을 비비면 열이 날 것이고 그 열이 느껴지면 시험불안이 사라질 것이라고 말한다. 그러면 수험생이 긴장될 때 작은 돌에 집중을 하여 시험불안에 대한 생각을 완화시킬 수 있다.

④ 五志相勝爲治療法(오지상승위치요법)—한의학에서 사용하는 정신 치료의 특징 중 하나가 정서의 문제를 직접적으로 다룬다는 것이다. 각 정서는 각각 배속된 오행이 있고 그 정서 간에 상호 자생과 제어의 관계가 존재한다. 각 정서는 喜(기쁨), 怒(화냄), 憂(우울), 思(생각), 悲(슬픔), 驚(놀람), 恐(두려움)의 일곱 가지로 나눈다. 그 중에서 특히 怒(화냄), 喜(기쁨), 思(생각), 悲(슬픔), 恐(두려움)의 다섯 가지를 대표로 하여 각기 오행 木火土金水으로 배속된다.

  怒(화냄)—木 喜(기쁨)—火
  思(생각)—土 悲(슬픔)—金
  恐(두려움)—水

여기에서 오행학설을 간단히 이야기하면, 오행에는 木 火 土 金 水 다섯 가지가 있고, 그들 오행 사이에는 相生(상생)과 相剋(상극)의 관계가 있다. 먼저 相生(상생) 관계를 보면 다음과 같다.

  木은 火를 낳고(발생시키고)
  火는 土를 낳고
  土는 金을 낳고
  金은 水를 낳고
  水는 木을 낳는다.

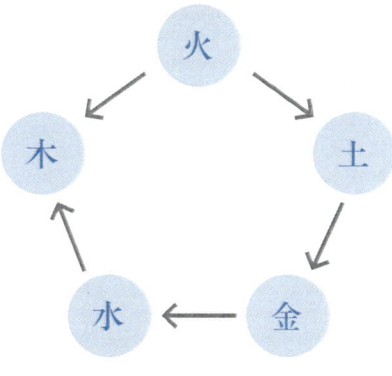

[오행의 상생 관계]

相剋(상극) 관계는 다음과 같다.

　　木은 土를 제어하고

　　土는 水를 제어하고

　　水는 火를 제어하고

　　火는 金을 제어하고

　　金은 木을 제어한다.

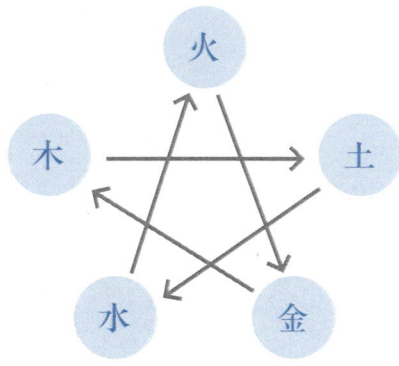

[오행의 상극 관계]

怒(화냄)—木, 喜(기쁨)—火, 思(생각)—土, 悲(슬픔)—金, 恐(두려움)—水의 관계가 있다. 이 관계와 상생, 상극의 관계를 이용하여 감정의 불균형을 해소한다. 아래는 상극의 방법으로 감정 불균형을 해소하는 예를 들었다.

▶ 怒勝思—너무 많은 생각에 사로잡히면 '思則氣結'이라 하여 기운이 뭉치는데, 이런 思(생각)의 문제는 怒(화냄)를 이용해서 해결한다.

▶ 思勝恐—너무 두려움이 많으면 '恐則氣下'라 하여 기운이 내려가는데, 이런 恐(두려움)의 문제는 思(생각)를 이용해서 해결한다. 가령 의사가 환자의 두려움의 심리적 원인을 정확하게 파악할 수 있다면, 환자의 마음을 열도록 한 다음 두려워하는 것에 대한 논리적인 설명 등으로 두려움에서 벗어나게 하는 방법이다.

▶ 恐勝喜—너무 많은 기쁨에 사로잡히면 '喜則氣緩'이라 하여 기운이 풀어지는데, 이런 喜(기쁨)의 문제는 恐(두려움)을 이용해서 해결한다.

▶ 喜勝悲—너무 많은 슬픔에 사로잡히면 '悲則氣消'이라 하여 기운이 쇠하게 되는데, 이런 悲(슬픔)의 문제는 喜(기쁨)를 이용해서 해결한다.

▶ 悲勝怒—너무 많은 분노에 사로잡히면 '怒則氣上'이라 하여 기운이 솟구치게 되는데, 이런 怒(분노)의 문제는 悲(슬픔)를 이용해서 해결한다.

⑤ 驚者平之療法(경자평지요법)—예를 든다면 불안한 증상을 일으키는 자극에 대하여 자극이 약한 것부터 점차 강한 것으로 서서히 자극의 강도를 높여가서 마침내 웬만한 자극에는 불안을 느끼지 않도록 하는 방법이다. 이것을 계통적 탈감작요법脫感作療法이라고도 부른다. 즉 습관이 된 후에는 놀라지 않는다는 원리를 이용한 것이다. 장자화라는 의사가 치료한 예를 보자. 위덕신의 아내가 여행 중에 이층에서 자고 있었다. 밤에 도둑이 들어 집에 불을 지르는 바람에 놀라 침대에서 떨어졌는데, 그 후로 무슨 소리를 들을 때마다 놀라 정신을 잃었다. 식구

들은 할 수 없이 조심조심 걸어 다니고, 아무 소리도 내지 못할 정도였으며 수많은 의사의 치료를 받아도 효과가 없었다. 장자화는 부인 앞에 작은 탁자를 놓고 탁자를 세게 때리자 그 부인은 크게 놀랐다. 부인에게 단지 탁자를 때린 것인데 왜 놀라느냐며 안심을 시켰다. 조금 뒤 부인이 안정이 된 후에 다시 탁자를 두드려서 부인이 놀라자 다시 안심을 시키는 것을 반복했다. 이후 환자의 등 뒤에서 창이나 문을 두드리게 하기도 하여 강도를 높여 갔다. 마침내 그 부인은 웬만한 소리에는 놀라지 않게 되었고 그날부터 잠을 푹 자게 되면서 병이 낫게 되었다.

시험불안이 있는 수험생에게는 자주 모의고사를 보는 방법으로 경자평지요법이 사용된다. 여러 번의 시험 경력이 탈감작으로 작용되어 시험에 대한 긴장 수위가 낮아지게 되는 것이다. 그래서 수능모의고사를 실제 수능을 보는 마음가짐으로 본다면 연습이 되어서 수능시험에서 과도한 긴장을 하지 않도록 하게 해준다.

⑥ 誑治療法(광치요법) — 암시요법으로 불리기도 한다. 의사가 언어와 행위 등의 방식을 사용하여 환자가 모르는 사이에 어떤 '암시'를 가지도록 유도함으로써 마음과 행동의 변화를 유도하는 방법이다. 여기에는 자기암시법과 타인암시법이 있다.

자기암시법은 스스로 자기 마음속에 어떤 생각을 가져서 변화를 유도하는 것인데, 수험생의 경우 시험을 준비하는 동안 '나는 이런 어려운 과정을 통해서 새로운 인간으로 변모할 것이다.'라면서 마음을 다잡을 수도 있다. 시험불안이 있는 경우에는 '시험이라는 것은 공부를 못하는 사람에게는 나를 담금질할 수 있는 기회이며, 공부를 잘하는 사람에게는 나를 뽐낼 수 있는 기회.'라고 여겨서 시험에 대한 긍정적인 생각을 가지게 하여 시험불안을 극복하게 하는 방법으로 응용될 수 있다.

타인암시법은 의사가 환자에게 어떤 암시를 주어서 마음이나 행동의 변화를 유도하는 것이다. 가령 "이 치료를 하면 마음이 편안해지고 잠이 올 것입니다."라고 하면서 배에 뜸을 뜨면, 환자는 그것에 대한 믿음으로 정말 마음이 편안해지고 잠이 오게 되는 것이다.

이 광치요법은 주로 나이 어린 수험생들에게 많이 사용하고 있으며, 약 포장이나 분위기, 사회적인 인지도 등이 중요하게 작용이 된다. 오랜 수험생활로 힘들어서 의지할 곳을 찾는 수험생에게 타인암시법을 많이 사용해 왔으며, 시험불안에 시달리는 중고등학생들에게는 자기암시법을 주로 사용하여 효과를 많이 보았다.

암시요법 중의 하나로 임상에서 위약요법(placebo effect 플라시보효과)이 있다. 위약 자체는 치료 작용이 없거나 치료하는 질병과 무관하지만, 임상에서 좋은 효과를 내는 경우가 많다. 일반적으로 통증 제어, 천식, 성기능 감퇴, 식욕 부진, 신경 쇠약, 히스테리 등에 사용된다. 시험불안의 경우에도 위약요법이 좋은 효과를 내고 있으며, 나도 사용을 하고 있다.

⑦ 至言高論療法(지언고론요법)—대화를 통하여 환자가 병에 대해 이해를 하게 한 다음, 이를 바탕으로 환자 마음의 근심을 덜고 질병에 대한 극복 의지를 가지게 하는 것이다. 여기에 치료를 적극적으로 배합하여 환자가 현실과 동떨어진 망상을 극복하면, 사회적응력을 향상시키고 질병 심리 압력을 감소시킬 수 있다. 지언고론요법에는 당연히 환자 상호간의 대화와 토론도 포함된다. 또한 평소 주변 친구나 선생님 등과 대화를 나누고 토론을 하는 것도 좋은 방법 중의 하나이다.

시험을 앞두고 공부하는 기간은 처절한 고통의 시간임과 동시에 자기와 싸우는 외로운 기간이다. 혼자 침잠한다면 짧은 시간은 효율을 올릴 수 있을지 몰라도 긴 흐름으로 본다면 지치기 쉽다. 그래서 지언고론요법을 통한 상담과 설득, 전환이 도움을 많이 준다. 광치요법의 전단계로 사용하기도 한다. 또한 고등학생이나 똑똑한 사람들은 논리적인 것을 좋아한다. 그래서 질병과 치료법에 대하여 논리적인 방법으로 설명을 하면 치료에 잘 따르고 좋은 효과도 낼 수 있다. 이것 역시 지언고론요법중의 하나이다.

⑧ 導引療法(도인요법)—도인요법은 소씨 제병원후론이라는 책에 소개된 이후 다양하게 사용되어 왔는데, 인간의 기본 에너지원인 精(정), 氣(기), 神(신)을 조절하는 것을 목표로 한다. 도인요법은 調身(조신), 調息(조식), 調心(조심)이라 하여 자세 조절, 호흡 조절, 마음 조절을 통하여 자연의 정기를 끌어당기거나 근골관절의 이완을 이용한 치료이다. 그 과정은 인체의 각 기관의 기능을 조절하고 강화하여, 체내의 잠재력을 유도하고 개발하며, 질병을 예방하고 치료하여, 건강하고 장수하게 하는 작용을 한다. 예를 들면 일정한 몸자세를 취하여 정신을 안정시키고 호흡을 고르게 하며, 호흡과 정신을 서로 결합시켜 병을 치유하는 방법이다. 수험생에게는 이 방법을 이용하여 시험 준비 기간 동안 자세와 마음 조절에 도움을 받고, 시험 전 불안한 경우에는 호흡 조절로 마음을 다잡는 데 이용하고 있다.

공부쟁이 한의사의 생생 경험담 ⑥
시험에 주눅 들지 말고 냉정하게 맞서라

수험생 상담을 하다 보면 원래 자기 실력은 전 과목 1등급 내외였는데, 수능 날 설사 때문에 2~3등급으로 성적이 안 나왔다고 하는 사람들을 자주 만난다. 좀 냉정하게 말해 보겠다. 원래 성적은 A대를 갈 수 있었는데, 수능 당일 긴장되어 시험을 망쳐서 B대학을 가게 되면, 나중에 입사 면접 볼 때마다 시험 당일 설사 때문에 시험을 망쳐서 B대학 나왔는데, 원래는 A대학 들어갈 실력이라고 모의고사 성적표 들고 다니면서 이야기해야 할까? 심지어 선보러 나간 자리에서도, 자식 결혼시키는 상견례 자리에서도 모의고사 성적표 코팅해 다니면서 원래 실력은 A대학 들어갈 실력이라고 말해야할까? 이런 말하고 다니면 바보다. 속된 말로 찌질이 취급받는다. 자기는 원래 실력보다 성적이 안 나와서 그렇지 원래 실력은 좋은 사람이라고 억울해 한다면, 시험 당일 요행히 원래 성적보다 잘 나온 사람은 어떻게 행동할까? 왜 이렇게 내 실력을 객관적으로 평가해 주지 않고, 나는 원래 공부 잘하는 사람인데 세상이 왜 이럴까?

공부는 이런 것이다. 시험은 이런 것이다. 세상은 이런 것이다. 그 어떤 것보다도 냉혹하고 자비심 없이 한 사람을 비참하게도 만들고 찌질이로도 만들고 자신감 넘치는 멋쟁이로도 만든다. 이런 시험과 공부 앞에서 감성에 젖어서 약하게만 굴어야 할까? 아니면 작전을 잘 세워서 제대로 대접받으면서 인간답게 자신감 있게 살아야 할까? 수능이라는 큰 명제 앞에서 나약하게 굴지 말고, 냉정한 마음으로 시험을 바라보고 그것에 맞는 사람으로 탈바꿈하여 제대로 한번 살아보자는 것이 이 책의 요지이다.

PART
3

성적이 오르는 생활 관리의 모든 것

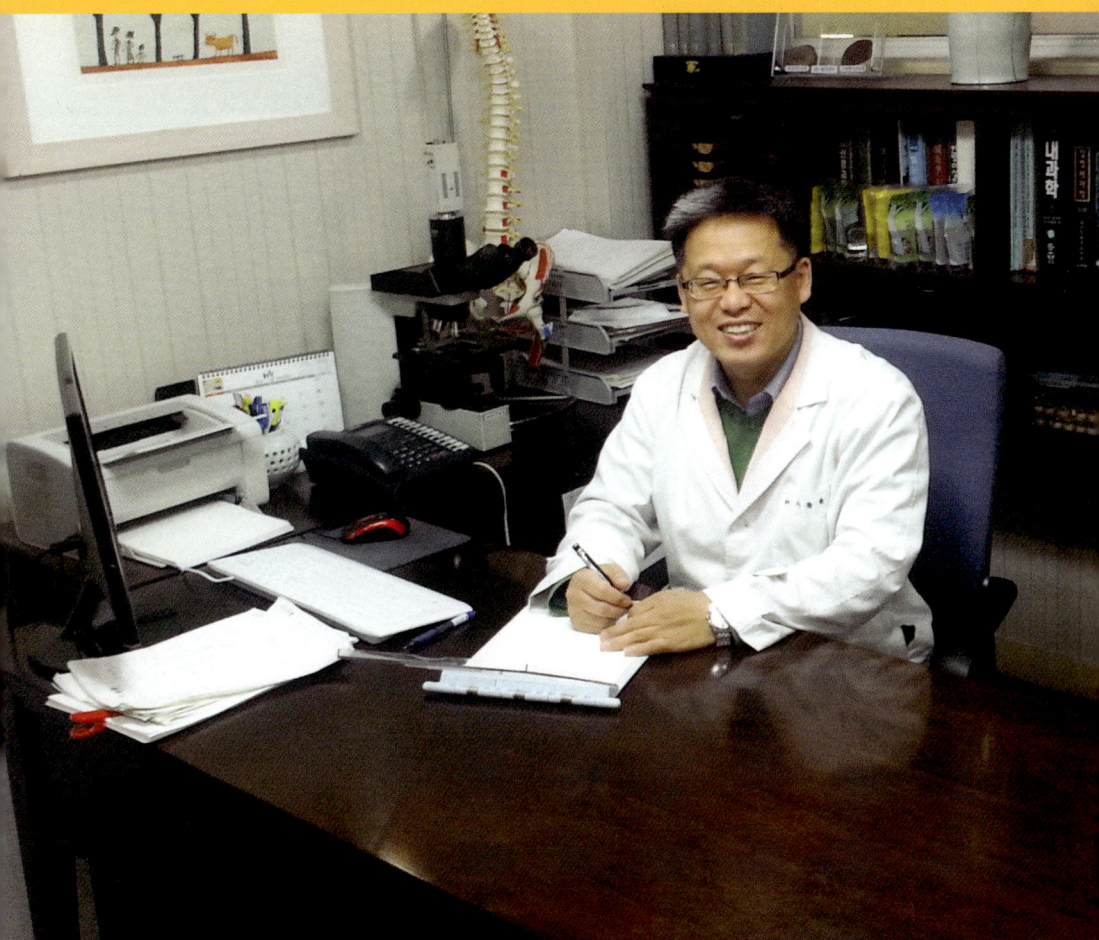

1. 잠이 성적을 올려준다

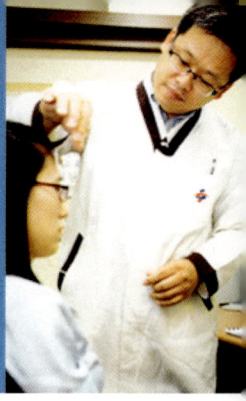

수면 문제는 의외로 많은 수험생들의 문제이고, 시간 관리와 건강 관리를 위한 기본 생활 관리 대상이다. 오렌지한의원에서 상담한 수험생 9250명 중에서 56%인 5180명의 학생들이 수면과 관련된 문제를 호소하였다. 특히 나이 많은 수험생과 시험 경력이 많은 재수생에게서 흔하게 나타났다.

대부분 시험은 밤에 보는 것이 아니라 낮에 본다. 시험을 대비한 공부라면 시험 시간에 최상의 컨디션이 나오도록 준비하는 것이 좋다는 것은 누구나 공감한다. 낮보다는 밤이 조용하고 마음이 차분해지니 밤공부에 익숙한 수험생들이 많다. 그래서 밤 12시 넘어 새벽 2시, 3시까지 잠을 안 자다가 아침 11시나 되어야 잠에서 깨어 공부를 준비하는 수험생이 의외로 많다. 본인 생각은 이렇게 공부를 해 놓고 시험 1~2일 전에 많이 자면 될 것이라고 착각한다. 하지만 사람 몸에는 시계가 있다. 몸 안에 시간에 따른 리듬이 있어서 매일 일어나던 시간에 깨고, 잠자던 시간에 머릿속이 비게 된다. 그렇기 때문에 수면 조절은 시험에서 아주 중요한 요소다. 그렇다면 시험을 앞두고 수면 조절을 어떻게 할 것인가에 대해 알아보자.

▶ 공부 시간과 수면 시간 조절의 기준은 시험 전날 밤이다. 시험 전날 밤에 몇 시에 자서 몇 시에 일어날 것인가를 계획한 다음, 그 수면 시간을 기준으로 잠자는 시간과 일어나는 시간이 1시간 이상 벗어나지 않도록 준비하는 것이 좋다. 예를 들면 시험 전날 12시에 자서 6시에

일어날 것이라고 계획을 잡았다면, 평소 12시에 자고 6시에 일어나는 것이 좋다는 말이다. 일요일이라고 많이 자거나 모의고사라고 적게 자거나 하지 말고 항상 수면 시간은 규칙을 지키는 것이 좋다.

▶ 혼자 공부하지 말고 학원이나 도서관을 권한다. 혼자 공부하면 규칙적인 생활이 깨지기 쉽고, 수면 시간 조절에 실패할 수밖에 없다. 나는 나이 30에 결혼하고도 독한 마음 먹고 수능 시험 준비를 했다. 그런 독한 마음으로 공부를 준비해도 혼자 하면 아무래도 마음이 헤이해지고 잠을 자게 되는데, 수능을 준비하는 고3들은 그 결론이 뻔하다. 그래서 학원이나 도서관을 권한다. 그곳에 가면 생활도 규칙적으로 될 뿐만 아니라 경쟁심으로 공부 시간과 집중력도 증가하기 마련이다.

▶ 만일 수면 시간이 이미 흐트러져 있다면, 잠자는 시간을 바꿔서 조절하지 말고, 일어나는 시간을 바꿔서 수면 시간을 조절해야 한다. 예를 들어 내가 평소에 2시에 잠을 자고 아침 9시에 일어난다고 생각해 보자. (나는 하루에 7시간 수면을 취한다) 수능은 아침 8시 30분 정도에 시작해서 저녁 4시 정도에 끝난다. 그러면 일어나는 시간은 시험 2시간 전이 좋으므로 6시 30분에는 일어나야 한다. 그리고 여기에 맞춘 취침 시간은 11시 30분이다. 하지만 나는 새벽 2시에 자고 아침 9시에 일어나는 것이 벌써 몸에 익숙해졌다. 이럴 경우 잠을 12시에 자면 잠이 안 오고 계속 뒤척이게 된다.

조금 전 이야기했듯이 수면 시간 조절은 잠자는 시간을 조절하는 것이 아니라 일어나는 시간을 바꿔서 조절해야 한다. 그래서 아침에 힘들어도 6시 30분에 일어나서 버텨야 한다. 일어나서도 정신이 없고 잠이 오면, 공부를 안 하더라도 밖에 나가서 산책을 하거나 체조를 해서 이겨내야 한다. 무조건 그 시간에 일어나서 버텨야 된다는 말이다. 제대로 시간을 조절하려면 1주일 정도는 힘든 시간이 지속되는 경우도 있다. 이런 것을 보면 수면 시간 조절은 최소 시험 2주 전에는 해야 함을 알 수 있다.

▶ 시험 시간에 절대 잠을 자면 안 된다.

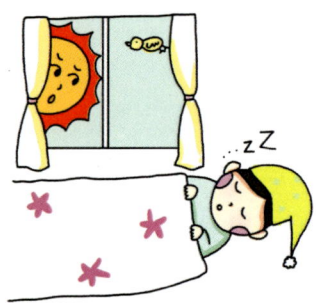

공부를 하다 보면 중간에 피곤해서 잠시 쉬고 싶은 유혹이 생긴다. 너무 피곤하면 잠시 눈을 부쳤다가 개운한 정신으로 다시 공부하는 것이 좋겠다는 생각이 들기도 한다. 이런 유혹을 조심해야 한다. 만일 수능 시험을 준비한다면 시험 치는 시간인 오전 8시 40분부터 오후 4시까지는 무슨 일이 있어도 머리를 땅에 붙이면 안 된다. 사람한테는 생체시계가 내재되어 있다. 그래서 만일 낮 1시~2시에 잠을 계속 자게 되면, 매일 낮 1시~2시에는 잠이 오고 머리가 휴식을 취하려고 하는 것이다. 때문에 시험에서 최고의 리듬을 만들기 위해서는 절대 시험 시간에 잠을 자면 안 된다. 시험 시간에 맞춰서 공부를 하면 더 좋을 것이라는 생각도 든다.

▶ 심리학에서 기억력과 수면에 대한 실험을 해봤다. 세 가지 경우를 가정하여 시험을 했다.

① 어떤 내용을 암기한 후 1시간 뒤 시험 보기
② 어떤 내용을 암기한 후 3시간 뒤 시험 보기
③ 어떤 내용을 암기한 후 3시간 잠을 잔 뒤 시험 보기

결과는 놀랍게도 ③, ①, ②의 순서로 성적이 나온다고 한다. 대부분 잠을 자고 나면 기억한 내용을 잊어버릴 것 같은데, 잠을 자고 나서 더 좋은 성적이 나오는 것이 이상하지 않은가? 많은 실험에 의하면 잠을 자는 동안 뇌 세포의 재생이 일어난다. 깨어 있는 동안 뇌세포는 손상을 입게 되고, 잠을 자는 동안 그 손상된 뇌세포를 재생해준다. 그리고 잠을 자면서 깨어 있던 동안 있었던 일을 재정리하여 기억하는 과정을 거친다. 이렇게 수면은 뇌기능을 향상시켜 학습에서 매우 중요한 기능을 한다. 그래서 나는 수험 기간 동안 수면 시간을 너무 줄이는 것을 권하지 않는다. 적절한 수면 시간과 적당한 방법의 수면이 공부와 시험에서 중요하다고 다시 한 번 이야기하고 싶다.

▶ 대부분 수험생들은 수면 시간이 부족해서 문제이지 잠이 오지 않아서 문제가 되는 경우는 드물다. 하지만 수면 장애와 수면 리듬의 문제는 중요하기 때문에 첨가해서 건강한 수면 습관을 위한 실천 방법을 소개하려고 한다.

- 잠을 자려고 누웠으나 곧바로 잠이 들지 않으면 계속 누워 있지 말고 가벼운 독서를 권한다. 이 방법은 입면(초기 잠들기)에 좋은 방법이다.
- 잠자기 전에 따뜻한 물에 몸을 잠시 담그고 잔다. 38도 내외의 따뜻한 물에 몸을 담그면 부교감신경이 작용하여 수면에 도움이 되고 피로 회복에도 좋다. 하지만 너무 뜨겁게 하면 도리어 방해가 될 수도 있다는 점을 잊지 말자.
- 수면 시간을 규칙적으로 하는 것도 중요하다. 우리 몸에는 생체 리듬이라는 시계가 있어서 규칙적인 수면을 하게 되면 다음날 그 시간에 똑같이 잠이 오게 되어 있다.

- 침실은 조용하고 따뜻하게 하며 어둡게 하는 것이 좋다. 그래야 부교감신경이 작용하게 된다.
- 잠자기 전에 과식하지 않는다. 위장을 포함한 소화 기관도 잠자는 동안 휴식이 필요하다.
- 잠자기 전에 과한 운동이나 텔레비전을 포함한 정신적, 육체적 자극이 없도록 한다. 잠자기 전에 이런 자극을 주면 잠자는 동안 꿈을 꾸거나 깊은 수면을 방해받게 된다.
- 따뜻한 우유나 차를 약간 마셔서 기분을 조절하고 몸을 따뜻하게 도와주는 것도 숙면에 도움이 된다.

공부쟁이 한의사의 생생 경험담 ⑦
밤을 꼬박 새운 고시생

2008년 겨울 밤늦게까지 한의원에서 책을 보고 휴식을 취하던 중 전화가 왔는데, 목소리는 풀이 죽어 있고, 너무나도 간절하게 그 늦은 시간에 상담을 요청하기에 뭔가 큰일이 있는 게 아닌가 걱정이 될 정도였다. 그 분은 시간이 없고 사정이 급해서 지금 꼭 상담을 해 달라고 하면서 거의 울듯이 말했다. 그래서 밤늦은 시간이지만 한의원에서 만나기로 하고 사정을 들어 봤다. 그는 명문 법대를 졸업하고 사법 고시 준비 5년째인데, 나이는 들어가고 주변의 기대는 커져 가니 부담이 너무 심했다. 시험 전 1주일 전부터 잠이 안 오는데, 특히 사법 시험 전날 밤에는 꼬박 밤샘을 하고 시험장에 들어간다고 한다. 그러니 제 실력이 발휘될 턱이 없었다. 어떤 때는 전날 밤에 수면제를 복용하기도 했는데, 그런 경우는 다음날 시험에도 머리가 맑지 않았다. 그래서 고민하다가 우리 한의원 소문을 듣고 찾아

왔다. 이런 경우 시험 전날 잠을 잘 자게 해 주는 것과 시험 당일 머리를 맑게 해 줘야 하는데, 그는 지난번 시험에서 수면제를 이용해 왔기 때문에 시험 전날 잠은 잘 수 있었지만 머리가 맑지 않았다. 그리고 어떤 경우에는 수면제 없이 밤샘하고 시험을 봤더니 피로감으로 시험을 잘 못 봤던 것이다. 이렇게 수면 조절 실패로 그동안의 노력이 물거품이 된 수험생을 많이 만나 봤다. 그는 특히 밤에 공부를 하면 조용하고 집중이 잘 되어서 밤에 공부를 많이 하고 낮에는 잠을 자는 경우가 많았다. 우리나라 시험은 대부분 낮 시간에 치러진다. 그런데 그 수험생은 시험 끝나고 나오면 머리가 맑아지고 정상 컨디션으로 돌아가니 미칠 지경이었다.

이런 딱한 사정을 듣고 나서 방법을 모색해 보았다. 지금은 시험이 얼마 남지 않았으니 근본적인 수면 조절을 위한 치료는 적절치 않았다. 그것보다는 당장 있을 시험에 대비해서 1주일 정도 야간 수면을 취하게 하는 약을 사용한 다음, 시험 전날 밤에는 수면조절을 위해 심장을 편안하게 해주는 약으로 6시간 정도 잠을 자고 시험장에 들어갈 수 있도록 했다. 그 결과 1차 시험을 무사히 통과하고 2차 준비 때 다시 찾아왔다. 2차 때는 좀 더 시간을 두고 수면 조절과 컨디션 조절을 하여 2차도 동차 합격(1년에 1차와 2차를 동시 합격)하여 법조인의 길에 무사히 안착했고 지금은 법조인의 길을 걷고 있다고 연락이 왔었다.

2. 시간은 곧 성적이다

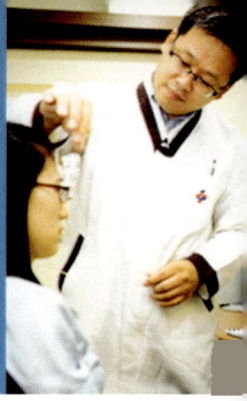

한 때 내가 월급을 받으면서 근무한 적이 있다. 오후가 되면 근무하는 시간이 지루하기도 하고 약속했던 1개월이 빨리 지나가서 월급을 받고 싶은 마음도 생겼다. 그러면서 왠지 기분이 좋지 않은 느낌을 지울 수가 없었다. 왜 기분이 나빴을까? 고용주가 시키는 대로 일해야 해서일까? 하는 생각도 해 봤는데 정확한 느낌은 없었다. 그런데 곰곰이 생각해 보니 내가 시간이 빨리 흘러갔으면 좋겠다고 생각한 것이 석연치 않았다. 나는 평소에 늘 시간이 아깝고 항상 바빴던 사람이다. 시간은 누구에게나 공평하게 주어졌고, 그 시간을 얼마나 효율적으로 사용하는가에 따라 인생의 성패가 결정된다고 믿고 있다. 그런데 누군가는 자기 시간을 자기 자신에게 투자를 하고, 누군가는 자기 시간을 팔아서 돈을 사고 있다. 지금 생각해보니 그 때 나는 소중한 내 시간을 팔아서 돈을 샀던 것이다.

모두가 자신에게 주어진 시간의 소중함을 생각하고 시간을 아끼고자 노력한다. 시간을 금이라고 생각하기도 한다. 하지만 시간이 다른 물건과 다른 점은 모아둘 수가 없고 계속 흘러간다는 것이다. 그래서 주어진 시간을 효율적으로 잘 사용해야 한다. 그렇다면 어떻게 우리 청소년 시기를 효율적으로 이용할 것인가? 그것은 시간 관리를 통해 계획적으로 이용하는 데 있다. 시간 관리는 계획 관리와 같은 말이며 목표를 정해서 움직인다는 말을 뜻한다.

▶ 시간 관리는 어릴 때부터 습관을 들여야 한다. 초등학교 시절부터 시

간 계획을 세우는 습관을 들이도록 도와주는 것이 좋다. 특히 시험기간이면 시험 시간에 맞춰 주간 및 일일 공부 계획을 스스로 세울 수 있어야 한다.

공부 계획표를 세울 때는 너무 같은 방식을 취하지 말고, 유연하게 만드는 것이 좋다. 그리고 일일 계획 같이 짧은 시간 계획을 세울 때는 구체적으로 시간 나누는 방법을 사용하자. 시간 계획표 만드는 법은 가령, 매일 오후 시간이나 저녁 자율학습시간의 경우에는 학교 수업시간 같이 공부 시간표를 만들면 좋다. 주말에는 일간 계획표를 만들어 사용하면 좋다. 시험 전에는 시험 전 주간 계획표를 세우고, 매일마다 일간 계획표를 준비해서 더 관리에 집중하도록 한다.

▶ 시간 계획을 세우다 보면 시간이 많은 것 같아도 식사 시간, 자는 시간, 이동 시간 등을 제외하고 나면 의외로 공부할 시간이 얼마 없다고 느껴질 것이다. 시간 계획을 세울 때도 이런 저런 시간을 먼저 정하고 나머지 시간에 공부하지 말고, 공부할 시간을 채우고 나서 자투리 시간에 다른 일을 하면 더욱 좋다. 물론 너무 빡빡하게 만들어서 실패를 계속 경험하게 하지는 말자.

▶ 나는 언젠가 흘러가는 시간이 너무 아깝다는 생각을 한 적이 있다. 하루하루 보석 같은 젊은 시절이 지나갔는데, 지나고 보면 무엇을 하려고 그 시간을 보냈는지 기억이 잘 나지 않았다. 그래서 일기를 20여 년 동안 매일 써봤다. 꼭 반성이 들어가 있지 않더라도 내가 하루를 무엇을 하면서 보냈는지 썼다. 그랬더니 그것만으로도 시간 관리에 도움이 되었다. 시간 관리 일기도 좋고, 가벼운 정리도 좋고, 잠자기 전에 낮에 공부했던 것을 적어 보면 어떨까? 그 날 새로 알게 된 것을 적으면 더 좋다. 그리고 다음 날 계획을 같이 적어 두면 시간 관리에도 좋고 다음 날이 기대가 될 것이다.

▶ 우리는 시간이라는 레일 위를 달리고 있으면서 급한 일, 중요한 일, 해야 할 일, 하고 싶은 일들에 쌓여 살고 있다. 공부도 마찬 가지다. 급한 공부, 중요한 공부, 하고 싶은 공부도 있고 이런 저런 다른 일들도 같이 있을 것이다. 시간 계획을 세울 때는 중요한 일이나 급한 일에 순위를 매겨서 하는 것이 좋다.

사람들은 과거에만 노예와 주인이 존재했고, 요즈음 세상은 없을 것이라고 생각한다. 하지만 모양만 바뀌었지 요즘 세상에도 노예와 주인은 엄연히 존재한다. 노예와 주인의 차이는 자기 시간을 누구를 위해 사용하는가에 달려 있다. 누구나 태어나면서 80년 정도의 시간을 부모님에게 물려받는다. 그런데 자기 시간을 남을 위해 사용한다면 노예이고, 자기 시간을 자기를 위해 사용하면 자유인이며, 남의 시간을 자기를 위해 사용하면 주인이다. 봉급생활자라도 일을 하면서 자기 능력을 개발하고 도전적으로 살면서 자기 시간을 자기를 위해 살면 자유인이 되고, 개인 사업자라도 자기 자신에게 시간 투자를 할 여유가 없다면 노예나 다를 바가 없다. 어떻게 보면 돈을 버는 것은 시간을 사겠다는 것과 같은 말이다. 돈이 있으면 그 돈으로 자기 시간을 자기 자신을 위해 사용하는 자유를 누리겠다는 것인데, 많은 사람들은 돈을 벌고 나면 그 돈에 눈이 멀어서 계속 자유를 사기 위한 돈만 벌다가 인생이 끝나는 경우도 많다.

3. 식사는 성적의 밑천

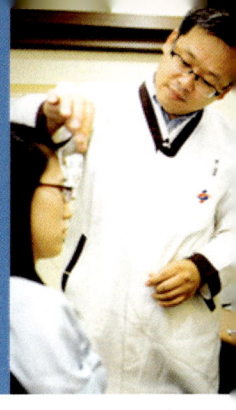

　인생에서 가장 건강할 시기, 돌이 들어가도 소화가 될 청소년 시기에 아이들이 위장 문제가 많이 생겨서 병원을 찾는다면 큰 문제가 아닐 수 없다. 위장 문제의 가장 큰 원인은 식사 관리의 잘못이다. 오렌지한의원으로 찾아오는 수험생에게 식사에 대해 물어보면 그 대답은 불쌍할 정도다. 죄를 지어 감옥에 갇힌 사람도 밥은 꼬박꼬박 먹인다. 밥 먹는 데는 개도 안 건드린다는 말이 있듯이 개도 식사만큼은 여유를 가진다. 왜 우리 아이들이 식사도 못할 정도가 되었는가? 나는 스스로에게 수면과 식사에 대해 굉장히 관대한 사람이다. 어떤사람이 수면과 식사를 못할 정도로 바쁘다면 그것은 자신의 능력을 벗어난 일을 하고 있다고 봐야 한다. 식사 관리에 대해 주의해야 할 것을 정리해 보았다.

▶ 규칙적인 식사가 중요하다. 하늘이 두 쪽 나도 식사 시간을 지켜야 한다는 각오가 있어야 한다. 식사의 기본은 시간을 잘 지키는 것이다. 식사 시간이 됐는데도 그 시간을 지킬 수 없는 정말 힘든 일이 생기면 빵이나 떡이라도 먹는 것이 좋다. 식사 시간이 왔는데 그냥 넘기는 일이 없도록 해야 한다. 파블로프라는 러시아 과학자의 유명한 조건반사 관련 실험이 있는데, 개에게 매번 종을 치고 밥을 주었다. 그랬더니 나

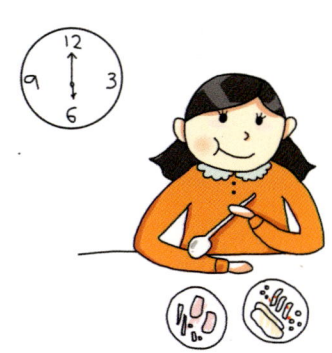

중에는 밥은 안 주고 종만 쳤는데도 개의 위에서는 위산이 흘러 나와서 식사 준비를 한다는 내용이다. 이 실험을 보면서 식사 시간이 되면 우리 몸도 식사할 것을 대비해 준비한다는 것이다. 즉 식사 시간이 도래하면 위산이 분비되어서 음식이 들어올 것에 대한 준비를 한다. 그런데 식사 시간이 되었는데 식사를 안 하면 어떻게 될까? 위산은 이미 나와서 준비가 되어 있는데 음식을 안 먹게 되면 위 내벽에 상처가 나게 된다. 그리고 식사 시간이 아닌데 음식을 먹게 되면 어떨까? 위산은 나오지 않았는데 음식을 먹게 되니 위에 부담을 주게 되는 것이다.

▶ 식사 내용도 중요하다. 대부분 음식은 부모님이 챙겨주게 되어 있다. 영양 보충이라고 하면 고기만을 생각하기 쉬운데 에너지원인 탄수화물, 지방, 단백질을 골고루 섞어서 준비하고 여기에 채소나 과일류를 섞어서 식단을 완성한다. 그러면 소위 말하는 5대 영양소가 골고루 들어간 음식이 될 것이다. 마지막으로 부모님의 사랑을 뿌려 줘야 한다. 아무리 맛난 식사라도 혼자서 먹거나, 모양이 안 좋거나, 사랑받지 못하면서 먹는다면 식욕도 떨어지고 먹어도 소화가 잘 안 될 것이다. 영양소만 따진다면 음식물 쓰레기통 뒤져서 한 바가지 떠내면 최고의 영양식이 될 것이다.

탄수화물, 지방, 단백질의 비율은 매번 같을 수도 없고 같이 할 필요도 없다. 각각의 특징이 있는데, 탄수화물이 많은 음식은 달달해서 아이들이 좋아하고 소화 흡수도 잘 되지만 장차 당뇨병의 근원이 될 수 있다. 그러므로 평소에 너무 즐겨 먹지 않도록 하고 위장 기능이 떨어지거나, 병 후 회복기, 시험 전에 비율을 올리면 좋다.

지방 비율이 높은 음식은 야윈 아이들에게 도움을 주고, 좋은 에너지원이며, 피부 건강이나 성선 발달에도 도움을 준다. 하지만 과도하면 비만과 성인병의 씨앗이 됨을 기억하여 조절하는 것이 좋다. 지방은 동물성과 식물성으로 나뉘는데, 그 분자구조가 탄소끼리의 결합에 이중구조가 있어서 수소가 첨가될 수 있는 경우를 불포화 지방이라 부르고, 탄소끼리 단일결합만으로 된 것을 포화 지방이라고 부른다. 포화지방은 지방분자들끼리 결합이 강해서 상온에서 고체로 되어 있고, 주로 동물에서 나오는 지방이다. 이에 반해 불포화지방은 지방분자들끼리 결합이 약해서 상온에서 액체로 존재하며, 주로 식물에서 나오는 지방이다. 포화 지방이 상온에서 고체로 존재하니 혈관 내에서도 고체화되기 쉬워서 혈관을 막는 성인병의 원인이 될 것이라는 것이 학자들의 결론이다. 그리고 트랜스지방이란 것이 있는데, 원래 액체 형태의 지방인 불포화 지방을 보관과 이동을 위해서, 그 분자 구조를 시스형에서 트랜스형으로 바꾼 것을 말한다. 트랜스형으로 바꾸면 분자 간 결합이 증대되어 고체가 되고 온도를 조금만 높이면 액체가 되니 사용하기 편하게 된다. 시중에서 구하기 쉬운 마가린이 대표적인 트랜스 지방이다. 이렇게 지방에 대한 설명을 길게 한 것은 지방에 대해 좀 더 알고 필요한 만큼 선택하면 되기 때문이다.

그리고 단백질이 풍부한 음식으로 육고기나 생선류가 있는데, 단백질은 인체 구성 성분도 되고 인류가 즐겨 먹던 영양분이라서 대부분의 식품전문가들이 많이 권하는 것이다. 하지만 단백질이라고 나쁜 점이 없을까? 단백질은 소화가 힘들어서 체하기 쉽고, 단백질 안에 있던 질소가 대사 과정에서 요산의 원인이 된다.

어쨌든 각 영양소들은 각각 일장일단이 있으니 너무 한 가지를 고집할 필요는 없고 골고루 섭취하되 장단점을 생각해서 비율을 조절하면 좋다는 의미이다. 더구나 탄수화물, 지방, 단백질은 체내에서 상호 전환이 가능하다. 단지 대사 과정에서 에너지원으로 사용할 때 탄수화물 → 지방 → 단백질 순서로 분해된다. 이상의 내용은 공부를 위한 부분이 많이 섞여 있는데 현실에서는 음식을 골고루만 잘 먹으면 5대 영양소뿐 아니라 더 나아가 100대 영양소도 잘 채워질 것이다.

추가해서 하고 싶은 말이 있다. 부모님들은 자식의 식사를 준비할 때 위에서 말한 점을 고려해서 열심히 준비한다. 그런데 현실은 이렇게 신경써서 잘 차려줘 봐야 아이들이 골고루 잘 안 먹는 경우가 많다. 식사 준비뿐 아니라 아이들이 골고루 잘 먹도록 작전을 잘 세워야 한다. 보기 좋게, 먹음직스럽게, 간혹 강압(?)도 섞어서 골고루 잘 먹여 보자.

▶ **자극적인 음식을 주의하라.** 수험생은 스트레스를 받으면서 하루 내내 앉아서 공부를 많이 하기 때문에 위장이 압박되기도 하고, 여러 가지 문제로 위장 기능이 약해져서 문제가 잘 일어난다. 그래서 위장에 부담이 덜 되는 음식을 준비하는 것이 좋다. 자극적인 음식은 매운 음식, 너무 딱딱한 음식, 뜨거운 음식들이니 음식 먹을 때 되도록 피하는 것이 좋다.

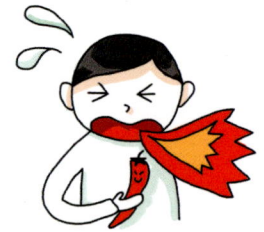

▶ **인스턴트 음식을 주의하자.** 인스턴트식품 음식의 위험에 대해서 부모가 몰라서 말을 못 하기도 하고, 알면서도 말을 안 하는 경우도 많다. 요즘 청소년들이 인스턴트 음식을 먹고 있는 것을 보면 개탄스럽다. 매스컴을 통한 광고에 익숙해지다 보니, 인스턴트식품을 즐기는 생활이 마치 문화생활인 양약 착각하고 있는 사람들이 많다. 그리고 시간이 부족하고 편리하다는 이유로 인스턴트 음식을 아무 거부감 없이 먹고 있다. 인스턴트 음식의 가장 큰 문제는 단연 화학적 성분의 식품 첨가물에 있다. 인간은 식품을 먹어야 한다. 화학물은 먹으려고 있는 것이 아니다. 화학물질 투성이인 인스턴트, 가공 식품을 단지 유명 회사에서 생산한다는 이유만으로 건강에 해롭지 않다

고 믿고 있는 것은 아닌가? '설마 그 큰 회사가 돈 좀 벌려고 건강에 해로운 물질을 넣었으려고?' 또는 '식약처에서 관리할 테니 어련히 알아서들 했겠지.'라고 생각하는가? 우리나라에서 사용하는 화학적 합성 첨가물은 약 370여 종이다. 하도 많아서 정리를 해 보았다.

	기능	정의
1	산(Acid)	산도를 높이는 데 사용되거나 신맛을 주는 식품 첨가물
2	산도조절제(Acidity Regulator)	식품의 산도 또는 염기도를 조절하는 데 사용되는 식품 첨가물
3	고결방지제(Anticating agent)	식품의 구성 성분이 서로 엉겨 덩어리를 형성하는 것을 방지하는 식품 첨가물
4	소포제(Antifoaming agent)	거품 생성을 방지하거나 감소시키는 식품 첨가물
5	산화방지제(Antioxidant)	지방의 산패, 색상의 변화 등 산화로 인한 식품 품질 저하를 방지하여 식품의 저장 기간을 연장시키는 식품 첨가물
6	증량제(Bulking agent)	식품의 열량에 관계없이 식품의 증량에 기여하는 공기나 물 이외의 식품 첨가물
7	착색제(Color)	식품에 색소를 부여하거나 복원하는 데 사용되는 식품 첨가물
8	발색제(색도 유지제)(Color retention agent)	식품의 색소를 유지·강화시키는 데 사용되는 식품 첨가물
9	유화제(Emulsifier)	물과 기름이 같이 섞이지 않는 두 개 또는 그 이상의 물질을 균질하게 섞어주거나 이를 유지시켜주는 식품 첨가물
10	유화제 염류(Emulsifying salt)	가공 치즈의 제조 과정에서 지방이 분리되는 것을 방지하기 위해 단백질을 안정화시키는 식품 첨가물

PART 3 성적이 오르는 생활 관리의 모든 것

11	응고제(Firming agent)	과일이나 채소의 조직을 견고하게 유지되도록 하거나 겔화제와 상호작용하여 겔을 형성하거나 강화하는 식품 첨가물
12	향미 증진제(Flavor enhancer)	식품의 맛이나 향미를 증진시키는 식품 첨가물
13	밀가루 개량제(Flour treatment agent)	제빵의 품질이나 색을 증진시키기 위해 밀가루나 반죽에 추가되는 식품 첨가물
14	기포제(Foaming agent)	액체 또는 고체 식품에 기포를 형성시키거나 균일하게 분산되도록 하는 식품 첨가물
15	겔화제(Gelling agent)	겔 형성으로 식품에 물성을 부여하는 식품 첨가물
16	광택제(Flazing agent)	식품의 표면에 광택을 내고 보호막을 형성토록 하는 식품 첨가물
17	습윤제(Humectant)	식품이 건조되는 것을 방지하는 식품 첨가물
18	보존료(Preservative)	미생물에 의한 변질을 방지하여 식품의 보존 기간을 연장시키는 식품 첨가물
19	추진제(Propellant)	식품 용기로부터 식품에 주입하는 공기 이외의 가스
20	팽창제(Raising agent)	가스를 방출하여 반죽의 부피를 증가시키는 식품 첨가물(또는 혼합물)
21	안정제(Stabilizer)	두 개 또는 그 이상의 섞이지 않는 성분이 균일한 분산 상태를 유지하도록 하는 식품 첨가물
22	감미료(Sweetener)	식품에 단맛을 부여하는 설탕 이외의 식품 첨가물
23	증점제(Thickener)	식품의 점성을 증가시키는 식품 첨가물

이렇게 다양하고 많은 식품 첨가물이 입으로 들어간다면 얼마나 무서운가? 나는 늘 이런 이야기를 한다. 이런 식품 첨가물로 우리 입맛이나 눈, 코는 속일 수 있지만, 우리 내부 장기와 우리 몸 세포들은 속이지 못한다. 이런 화학 합성 첨가물들을 식품회사들은 우리 몸 건강을 위해서 사용하는

것은 절대 아니다. 모두 그들의 이익을 위해 사용한다는 것을 잊어서는 안 된다. 그들의 판매량d, 늘리기 위해 모양을 내고 색을 예쁘게 하고 비용을 줄이기 위해 저렴한 비용으로 맛을 내는 첨가물을 사용할 뿐이다. 또한 식품 첨가물은 농약이나 합성세제 같은 다른 화합물질과 달리 생산된 화학 첨가물 전량을 우리가 모두 섭취하게 된다는 점이 무서운 것이다. 농약이나 합성세제는 위험하지만 사용 과정에서 대부분 분해되거나 소실되고 일부 잔류량만 인체에 흡수된다. 하지만 식품 첨가물은 생산량의 모두를 우리가 먹게 된다.

주의해야 할 음식을 보면 MSG로 알려진 화학조미료, 수십 종의 식품 첨가물이 거의 30% 포함된 라면, 강한 독성의 첨가물이 들어간 소시지, 화학물질로 맛을 내는 음료수와 과자들이다. 자녀가 음료수를 원하면 보리차물, 미숫가루, 시원한 물을 권하고, 과자나 피자를 원하면 제철 과일을 준비하자. 내 자식의 건강은 이름난 회사가 지켜주는 것이 아니다. 부모인 내가 지키고 내 자식을 교육시켜서 입으로 들어가는 음식이 제대로 된 것이 들어가도록 해야 할 것이다. 식품 첨가물에 대한 내용을 이렇게 두 번이나 장황하게 이야기하는 내 마음을 생각해 주길 바란다. 나는 식품 첨가물을 먹지 않기 위해 매일 도시락을 싸서 출근한다.

4. 교우 관계, 어떻게 할 것인가?

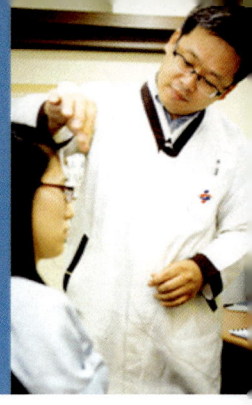

▶▶ 친구 관계

초등학교 고학년과 중학교 과정을 거치는 성장 발달 과정 중에는 가족보다 친구 관계에 더 관심을 가지는 시기가 도래한다. 이 시기는 인간의 사회성이나 정서적 발달에 꼭 필요한 과정이다. 하지만 어떤 경우에는 그 과정이 잘못되어 그릇된 인격을 형성하거나 사회적인 문제를 야기하는 경우도 많고 본인과 가족에게 큰 상처를 주는 경우도 발생한다. 부모 입장에서 보면 하라는 공부는 안 하고 친구 만나러 다닌다고 시간 낭비하는 시기가 될 수 있다. 하지만 잠 안 자고 공부만 할 수 없듯이 사회성과 정서 발달을 위한 시간도 필요하다고 생각해야 한다.

친구 관계라는 것은 나이나 상황이 비슷한 사람들이 만나서, 상호 간에 마음과 상황을 공유하면서 도움도 주고 심리적 안정과 문제 해결 방법을 찾는 관계라고 생각한다. 그리고 또래끼리의 친교를 통해서 스트레스를 완화하고 동등한 관계에서 사회적 상호 작용 기술을 익히며, 의사소통 능력과 갈등 해소 기술도 익힐 수 있다.

Levinger와 Lecinger라는 학자는 친구 관계를 5단계로 나누기도 했다.

- ▶ 단순히 아는 단계—그냥 얼굴만 아는 사이 정도일 것이다.
- ▶ 관계 형성 단계—어떤 접촉이나 사건을 계기로 상호 신뢰가 형성되어 서로 간에 자기 노출을 통해 친구 관계가 돈독해지는 단계.

▶ 관계 지속 및 공고화 단계―관계 유지를 위해 자기 노출을 서로 교환하는 단계로 친구 관계의 책임과 의무가 필요한 시기이다.
▶ 관계의 질 저하 단계―흥미나 태도가 변하는 내적 요인과 이사나 전학 등의 외적 환경 변화 또는 관계 유지 기술의 부족 등으로 상호 간의 관계가 멀어지는 단계이다. 관계 형성은 두 명이 필요하지만, 관계 파괴는 혼자도 가능하다.
▶ 관계 종결 단계―말 그대로 관계가 끝나는 단계이다.

친구 관계는 긍정적인 면과 부정적인 면이 있다. 긍정적인 면을 먼저 살펴보면, 친구와 교제를 하면서 사회성을 기를 수 있다. 그리고 자신이 처한 상황이나 낯선 환경에서 편안함과 자신감을 주는 정서적 안정을 준다. 또한 솔직하고 개방적으로 자신을 표현하고 상대방을 바라보면서 친밀감을 배울 수 있다. 마지막으로 상호 충고나 필요한 정보를 제공해 주며 목표한 바를 이루도록 상호 격려하는 식의 방법으로 도움을 주기도 한다. 부정적인 면은 갈등이나 경쟁이 있을 수 있다고 하는데 이것은 교과서에 나오는 이야기이고 실제로는 공부를 해야 할 시기에 시간을 많이 빼앗기는 것이 제일 큰 문제이고, 다음은 나쁜 길로 빠지게 되는 문제이다.

나는 교육에 관한 한국의 특수한 상황을 많이 생각한다. 한국은 일본제국주의와 한국전쟁을 거치면서 아주 가난한 나라가 되었고, 그 상황의 극복은 교육에서 시작되었다고 생각한다. 자본도 없고 자원도 없는 상황에서 성공할 수 있는 방법은 교육밖에 없고, 그나마 교육으로 오늘의 모습을 만들었다. 그래서 현재도 그 가치관이 우리 머릿속에 자리잡고 있어서 자녀 교육에 모든 것을 걸고 있다. 기존 세대가 생존을 위해 공부했고, 생존을 위한 삶을 살아왔다면, 우리 자녀 세대는 그 기초 위에서 도약이라는 또 다른 가치관을 가지고 살고 있다. 특히 인간관계가 그러한데 기존 세대는 의리와 나눔을 전제로 한 교우 관계를 가졌으나 우리 자녀는 공감과 표현을 생각한 친구 관계를 맺고 있다. 그래서 부모 세대는 자녀가 친구 관계 때문에 시간을 빼앗기는 것을 아깝게 여기고 있다. 하지만 미래 시대는 또 어떤 방향으로 흘러갈지 모른다. 기존의 노력 중심 시대에서 표현 중심 시대로 바뀔 수도 있으니 너무 조바심 내지 말고 어느 정도는 지켜보는 것도 필요하리라 생각한다.

다음은 비행 청소년 문제 해결 방법에 대한 것을 정리해 보았다.

▶ 개인의 행동은 개인적인 조건과 환경적인 조건에 따라 결정된다. 우리 아이들은 아직 개인적인 가치관이 정립되지 않은 시기라서 환경의 영향이 클 수밖에 없는데, 이 환경적인 것은 대부분 가정과 학교에서 조성된 것이다. 그 중에서 특히 학교에서 만나는 친구들과 맺어진 관계는 부모들의 상상 이상이다. 친구 관계는 학교에서 맺어진 경우가 대부분이고 교회나 동호회 모임에서 만들어지기도 한다. 그래서 학교 선택이 친구 관계에서 중요한 역할을 한다는 것을 알 수 있다. 그러므로 처음부터 제대로 된 친구를 사귈 수 있도록 학교를 잘 선택해야 한다는 것은 두 말 할 필요가 없다. 다음은 만일 자녀가 교우 관계와 연루되어 문제가 발생하면 전학을 하는 방법도 사용할 수 있다는 말이다. 청소년 시기의 친구 관계는 위에서 말했다시피 그 연결이 끈끈하다. 만일 그 고리가 잘못된 관계로 연결된 것이면 이사나 전학 등의 외적 환경 변화를 이용하는 것이 좋다.

▶ 흡연 친구가 있으면 흡연 확률이 올라간다. 세상은 끼리끼리 만나는 법이고, 먹을 가까이 하면 먹물이 묻을 수밖에 없다. 마찬가지로 비행 청소년과 가까이 하면 곧 문제가 터지게 되어 있다. 평소에 만나는 친구들이 누구인지, 그룹을 형성하고 있으면 어떤 그룹인지, 그 그룹의 리더 역할은 누가 하고 있으며 성향은 어떤지 잘 파악하고 있어야 나중에 문제가 생기면 대처가 가능하다.

▶ 부모의 훈육 효율성이 굉장히 중요하다. 너무 강압적이어도 문제가 되고, 너무 느슨해도 좋지 않다. 너무 강하면 반항심을 불러올 수도 있다. 항상 관심을 가지고 부모와 자녀 사이의 고리를 이어 나가는 것이 좋겠다.

▶ 경제적, 가정적 문제로 부모가 집을 비운 경우, 아이들이 그 집에 자주 모여서 비행을 저지르는 경우가 많다. 한 보고에 의하면 청소년 성관계나 성폭행의 가장 흔한 장소는 부모가 없는 집이라고 한다. 친구 중에서 부모가 가정을 비우는 경우는 없는지, 내가 없는 사이에 우리 집이 문제의 온상이 되지 않는지 수시로 돌아봐야 한다.

▶ 자녀가 비행의 낌새가 보이면 강력한 대처가 필요하다. 대부분 처음 한 번이 어렵지 한 번 발을 들여놓으면 제2, 제3의 비행은 쉽게 이루어진다. 그래서 한번 낌새가 보일 때 확실한 조치가 필요하다. 특히 교내 폭력과 관련되면 다른 비행 문제와 연관이 많이 된다. 가해자이건 피해자이건 마찬가지이다. 교내 폭력 문제가 발생하면 사건도 해결해야 하지만 장차 더 큰 문제를 안고 있음을 생각해야 한다.

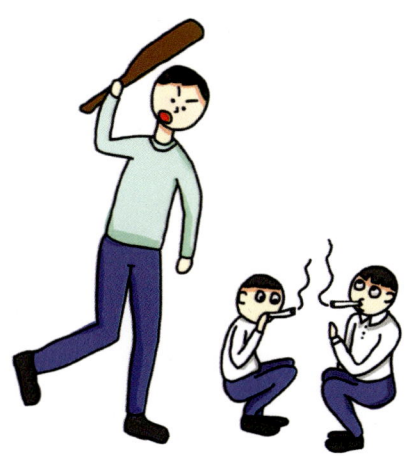

비행청소년은 부모의 역할이 중요하다

▶▶ 집단 따돌림(사회성 문제)

평소에 성실하고 착하던 자녀가 어느 날 시무룩해져서 학교를 안 가겠다고 하고 전학을 시켜 달라고 한다. 왜 그러냐고 다그쳐 봐도 대답은 안 하고 화만 낸다. 왜 그럴까 가만히 생각해 보니 얼마 전부터 돈을 자주 달라고 하고, 내 지갑에 손을 댄 적도 있었고, 한 번씩 얼굴에 상처도 나 있던 기억이 난다. 그러고 보니 요사이 얼굴빛이 항상 어두웠다. 이런 경우 학교 폭력이나 집단 따돌림을 당하고 있을 가능성이 농후하다. 아이에게 캐물으니 따돌림을 당하고 있다는 사실을 알게 되었다.

자, 이제 어떻게 할 것인가? 당장 담임선생님에게 전화해서 화를 내고, 그 못된 놈들을 찾아가서 요절을 낸다고 소리를 질러야 할까? 이럴 때일수록 냉정해야 한다. 자녀는 지금 벼랑 끝에 서 있는 상태이다. 냉정하게 문제를 짚어보자.

집단 따돌림은 물리적으로 힘이 센 학생을 중심으로 여러 명이 반복적이고 지속적으로 피해 학생을 괴롭히는 것을 말한다. 2012년 교육과학기술부가 전국 초등학교 4학년부터 고등학교 3학년까지 379만 명을 대상으로 조사한 결과 8.5%인 32만여 명이 학교 폭력의 피해를 보고 있다고 응답하였다. 그리고 청소년 폭력예방재단에서 실시한 학교폭력 실태조사에 따르면 2007년 조사에서는 16.2%가 피해 경험이 있었고, 2008년 실시한 조사 결과에서는 22%가 집단 괴롭힘 피해 경험이 있다고 하는 등 학교에서 발생하는 집단 따돌림은 심각한 상태이며 갈수록 악화 일로에 있다고 볼 수 있다.

집단 따돌림은 초등학교 시절이 가장 많고 학년이 올라갈수록 감소하는 경향이 있다. 그것은 학년이 올라갈수록 집단 따돌림이나 학교 폭력에 대하여 말하는 것을 부끄럽게 생각하거나 문제 해결이 안 될 것이라고 여겨 노출을 꺼린다는 점도 고려해야 할 것이다. 많던 적던 초등학교 시기부터 집단 따돌림에 노출될 수 있으므로 초등학교 시기부터 관심을 가지고 잘 지켜봐야 한다.

성별에 따라 양상이 조금 다른데, 남학생은 주로 신체적 공격을 사용하는 직접적 따돌림을, 여학생은 사회적 공격성을 이용하는 간접적 따돌림을 주로 한다. 여학생의 경우 은밀히 따돌리거나 집단 활동에서 소외시키는 등의 관계적 괴롭힘 방법을 사용한다.

기질이나 성격 측면에서 보면 집단 따돌림 가해자는 자아 존중감이 정상적인 반면 피해자는 자아 존중감이 낮다. 가해자는 보통 육체적으로 힘이 세고, 다른 사람에 대해 강한 지배욕을 가지고 있으며, 다른 학생들에게 자신의 뜻을 억지로 관철시키려는 욕구가 강하고, 성격이 급하고 화를 잘 내며 충동적이다. 반면 피해자의 경우 과도하게 다른 사람의 눈치를 살피며, 자신의 신체적 이미지에 대해 왜곡된 생각을 갖기도 한다. 또한 다른 사람에 비해 자기를 지나치게 낮게 평가하거나 적절한 수준의 자기 노출을 하지 못하며 자기 주장을 잘 내세우지 못하는 경우가 많다.

대개 따돌림 피해자는 세 가지로 분류할 수 있는데, 수동적 피해자, 도발적 피해자, 피해자이면서 가해자인 경우이다. 수동적 피해자는 신체적 열세나 정신적 자아 존중감이 떨어지는 경우가 많다. 도발적 피해자는 적절한 자기 노출을 하지 못하여 왕자병, 공주병의 형태로 나타나거나, 잘난 체하는 행동이나 자기 본위로 행동하는 등 사회성이 떨어지는 경우가 많다. 피해자이면서 가해자인 경우는 처음에는 따돌림의 피해자였다가 자신보다 더 약자를 발견하게 되면 그 약자에게 폭력을 가함으로써 자기가 받았던 피해를 보상받고자 하는 경우에 나타난다.

집단 따돌림에 대한 사회적 예방책으로 다음의 몇 가지를 들 수 있다.

▶ 청소년들이 집단 따돌림이 갖는 비윤리성을 이해할 수 있는 기회를 갖도록 해야 한다. 최근 대부분의 사람들이 집단 따돌림 현상을 소위 '왕

따로 지칭하면서, 왕따가 코미디 프로의 한 장면처럼 모두에게 한바탕 웃음을 주는 재미있는 현상으로 받아들이는 듯하다. 왕따라는 말 자체는 집단 따돌림을 희화화하여 부르는 말이라고 할 수 있다. 인성교육의 차원에서 초등학교에서부터 고등학교에 이르기까지의 전 학생들이 집단 따돌림이 갖는 비인간성, 사회적 관계의 부정의성을 확실히 깨달아 알 수 있도록 지도해야 할 것이다.

▶ 청소년들이 자신에 대해 긍정적인 자아관을 가질 수 있게 해야 한다. 바람직한 인간관계의 유지를 통해 서로가 서로를 따돌리는 상황에 이르지 않도록 지도해야 한다.

▶ 교육 현장에 과열되어 있는 경쟁의식을 누그러뜨릴 수 있도록 교육제도가 개선되어야 한다. 학교뿐만 아니라 우리 한국 사회가 성취 지향적 사회로 치닫고 있다. 특히 청소년들은 지나친 학업 경쟁 속에 살고 있다. 특히 학업에 대한 의욕이 철이 들면서 자율적으로 형성되는 것이 아니라, 어린 시절부터 가정 및 학교에서 거의 강제적으로 주입되고 있다는 데에 문제가 있다. 국가 차원에서 제도적으로 방과 후 활동 혹은 특기적성 교육을 계획대로 활성화하여 학업 성취에 의한 과열된 경쟁을 둔화시켜야 할 것이다.

▶ 공동체 의식을 함양할 수 있는 놀이 프로그램을 개발하여 보급해야 한다. 집단 따돌림은 청소년들 사이에 공동 관심 영역이 결여되어 있음을 보여주는 현상이다. 따라서 청소년들이 생각하는 그들만의 활동에 자신들의 시간을 사용하게 하고, 수련 활동에 많은 시간을 쏟을 수 있는 여건과 놀이 프로그램을 제공해야 한다.

▶ 집단 따돌림은 근본적으로 부모의 관심 부족과 무너지는 가정으로부터 비롯된다. 따라서 평소 사회교육의 일환으로 부모 교육을 강화하여 자녀에게 의·식·주를 확보해 주는 부모로서의 역할뿐만 아니라 자녀

의 사회성 개발에 도움을 주는 부모의 자질을 계발해 주고, 가정 경제를 건전하게 유지하여 자녀가 안심하고 학교생활을 할 수 있도록 지원하는 부모의 능력 개발 프로그램을 학교별로 운영할 필요가 있다.

▶ 집단 따돌림이란 학교에서 먼저 발생하여 그것이 사회 속으로 퍼져간 것이 아니라, 사회에 이미 있는 집단 따돌림과 비슷한 병리현상이 학교 상황에 투영되어 나타나는 현상이라고 볼 수 있다. 따라서 학교에서 집단 따돌림을 예방하기 위해서는 사회에서 일어나고 있는 부정不正義이 줄어들도록 사회정화가 이루어지거나, 사회현상이 학교에 그대로 투영되는 것이 차단되도록 해야 할 것이다. 이와 관련하여 성인들의 신뢰성, 정직성, 이웃에 대한 배려 등이 함양될 수 있도록 각종 사회교육 프로그램이 활성화되고 운영되어야 한다.

이상의 사회적 대응책이 근본적인 방법이 될 수 있다. 하지만 나는 사회의 눈으로 보는 것과 부모의 눈으로 보는 것이 조금 다를 수 있다고 생각한다. 부모의 입장에서 집단 따돌림의 문제 해결을 위해서 이런 방법을 제시한다.

▶ 우선 자녀를 항상 유심히 관찰하는 것이 중요하다. 자녀의 감정이나 성적, 옷 상태, 용돈 사용 정도를 넌지시 파악은 하고 있어야 한다. 그래야 큰 피해가 오기 전에 막을 수 있기 때문이다.

▶ 학교 폭력은 다른 큰 사건의 도화선이 되는 경우가 많다. 그래서 집단 따돌림 문제가 생기면 다른 더 큰 문제가 발생될 수 있음을 항상 유념하고 더욱 더 관리에 철저해야 한다.

▶ 가정의 분위기를 바꿔줄 필요가 있다. 인간이 태어나면서 처음 관계를 맺는 사람은 부모인데 성장기 동안 그 부모와 어떤 관계를 맺느냐가 아이들의 심리나 행동에 영향을 미친다. 그래서 가정 내에서 부모의 역할은 중요하다. 피해학생 부모의 경우, 자녀가 집에서 가정 내 폭력이

나 강압적 지시에 억압받거나 정서적으로 위축되는 상황이라면 그 환경을 개선하여 자녀가 자존감을 느낄 수 있도록 도와주자. 부모의 양육 태도가 애정적이고 자율적일수록 자녀의 공감 능력과 자존감은 높다. 그래서 피해자가 되는 경우가 드물고, 피해자가 되더라도 이를 잘 극복할 수 있다. 그리고 과잉보호를 하는 경우 자립심을 가질 수 있도록 이끌어 주는 것이 필요하다. 가해학생 부모의 경우에는 집단 따돌림의 폭력성을 잘 인식시키는 것이 중요하다. 물리적 폭력만이 한 개인에게 상처를 주는 것이 아니라 따돌림도 심각한 정신적 폭력임을 확실히 인식시켜야 한다. 부모가 따돌림을 시키는 자녀에게 엄하게 체벌을 하여, 육체적 고통과 정신적 고통을 체험하도록 해주는 것이 좋다.

▶ 만일 피해 학생의 부모 입장이라면 가해 학생에 대해 어느 정도 제어가 꼭 필요하다. 그래야 피해 학생이 학교를 마음 편하게 다닐 수 있다. 하지만 한국의 학교는 그런 피해자를 위한 구제 방법이 다소 미약한 편이다. 특히 학교 입장에서는 사건을 크게 만들지 않으려고 하고, 피해자가 조금 손해 보는 선에서 조용히 해결하고 사건을 숨기려는 경향이 많다. 그래서 제2, 제3의 사고가 다시 발생하고 있다. 학교나 가해자 부모의 태도가 미온적이고, 가해 학생이 진심어린 사과도 없으며, 태도도 반성의 기미가 없다면 좀 더 강력한 준비가 필요하다. 법에 대해 조금 아는 것이 좋은데, 인터넷으로 '법제처'를 검색한 다음 '학교폭력 예방 및 대책에 관한 법률'을 꼼꼼하게 읽어보고 대책을 세우도록 하자. 학교 폭력 예방 및 대책에 관한 법률에 보면 피해 학생과 그 학부모는 학교 교내 폭력이나 집단 따돌림에 대하여 '학교 폭력 자치위원회'를 요구할 수 있다. 그러나 그 결정이 대부분 솜방망이가 되기 쉽다. 왜냐하면 그 학교 폭력 자치위원회가 대부분 학부모와 교사들로 구성되어 있기 때문이다. 더구나 중학생 이하는 전학이 최고 벌칙이며, 벌

칙이 봉사활동이나 사과하기 등으로 구성되어 있다. 요즘 학생들의 사고방식이나 행동으로 볼 때, 이 정도로는 가해 학생들이 비웃는 경우가 더 많다. 학교 폭력 자치위원회 결정에 만족하지 않으면 10일 이내에 지역위원회 재심을 요구하고, 그 결정에도 이의가 있으면 시도학생징계조정위원회 재심을 요구할 수 있다. 그 재심 역시 이의가 있으면 60일 이내에 행정심판을 제기할 수 있다고 되어 있다. 하지만 이런 방법은 절차만 복잡하고 그 과정에서 진만 빠지는 결과를 초래하기 십상이다. 더구나 학교 선생님들과 사이가 나빠지고 학생들 사이에 소문만 나빠져서 도리어 피해 학생이 학교 다니는 데 불편함만 가중될 뿐이다. 좀 간단한 방법은 음성녹음 같은 증거나 진단서를 만들어서 담당 경찰서 소아청소년계에 고소장을 접수하는 것이다. 물론 경찰서에 가서 피해자 진술을 해야 한다. 하지만 이 정도는 해야 가해 학생도 경찰서에 출석해야하고, 검찰에 가서 진술하는 과정에 반성을 하게 된다.

여기에서 복잡한 내용을 이야기한 것은 이런 절차가 있음을 알지 못하고 그저 쉬쉬하거나 학교생활이 불편할 것이라는 지레짐작이나 좋은 것이 좋다는 심정으로 참게 되면 피해 학생만 더욱 힘들어지고, 한번 문제 해결에 실패하면 피해 학생은 다시 문제를 제기할 용기를 잃고 말기 때문이다.

▶▶ 이성 교제

수험생 진료를 하면서 이성 교제 때문에 문제되어 상담한 경우는 거의 없었다. 왜냐하면 대부분 자녀가 부모님에게 그 사실을 숨기고 있기 때문이었다. 이성 교제 문제는 청소년 시기에 신경을 써야 할 것 중 하나이다.

이성 교제에 대해 긍정적으로 바라보는 사람들은 이성 교제를 청소년이 육체와 감정이 성장해 가는 과정에서 나타나는 자연스러운 현상의 하나이기 때문에 자연스럽게 받아들여야 한다고 이야기한다. 그리고 정서적 안정을 얻을 수 있으며, 자신의 성 역할을 배우는 계기가 되고, 이성을 이해하고 인격이 성장할 기회라고 여긴다.

이성교제에 대해 부정적인 견해는 청소년기의 성적 호기심과 욕구 때문에 임신 같은 성 문제를 유발할 수 있고, 외모에 신경 쓰고 문자 교환하고 감정 관리와 싸움 등으로 학업에 지장을 줄 수 있으며, 여러 가지 일탈의 가능성이 높은 점을 이야기한다.

선생님들을 만나보면 일부 선생님들도 10대 학생들의 자연스러운 현상이니 그 생물학적 반응을 억압할 수 없다고 여기시는 분도 많았다. 그들은 단지 부모나 교사는 청소년기에 맞는 이성 교제 방법에 대한 지도만 잘 하면 된다고 한다. 즉 본인의 자율 의사에 따라야 한다고 주장한다. 하지만 내 생각은 좀 다르다. 자율적인 의사라고 그것을 존중한다면, 잠 온다고 자고 놀고 싶다고 노는 것도 모두 자율적인 의사이니 존중해야 한다는 이야기이다. 그런데 이런 주장은 좀더 냉정하게 생각해야 한다. 그 선생님들은 청소년이 하고 싶은 대로 이성 교제를 하는 것이 아니라 '자율 의사'에 따라야 한다고 했다. 본인의 결정인 자율 의사는 '공부를 할 것인가?' 아니면 '동물의 본능에 따라 짐승처럼 살 것인가?'를 본인이 결정하라는 무서운 이야기다.

사실 세상 모든 것이 자율 의지이다. 공부 안 하고 잠자기, 게임하기 등 모두 자율 의사에 따른다. 그 결과는 물론 본인이 책임지면 되는 것이다. 나는 상담하러 온 청소년들에게 이성 교제는 잠자는 것이나 게임하는 것과 비슷하다고 말한다. 살다 보면 어느 정도 그런 유혹이 오고 한 번씩 호기심에 들여다보기도 한다. 하지만 그런 본능을 이기는 것이 자기 자신과의 싸움에서 이기는 것이다. 이렇게 자신의 내부 문제를 극복하는 사람이 바로 이 사회가 필요로 하는 사람이다. 이런 것을 극복하면 나중에 사회에서 보답을 할 것이다.

사서삼경 중의 하나인 시경詩經이란 책에 여리박빙如履薄氷이라는 말이 있다. 어떤 일을 처리할 때 마치 살얼음 위를 걸어가듯 조심조심 해야 한다는 말이다. 강물이 겨울에 살짝 얼어 있으면 얼마나 조심해서 건너는가? 잘못하면 얼음물에 빠져서 큰일 날 수 있기 때문에 살피고 살피며 조심조심 건넌다. 이성 교제도 마찬가지로 앞뒤를 잘 살펴서 만일 잘못되면 어떻게 될 것인가를 생각한 후에 자율 의사에 따라 결정하기를 바란다.

부모 입장에서 자녀가 이성 교제를 한다면 부정적인 대화보다는 긍정적인 대화로 마음을 이끌어 주어야 한다. 그리고 자녀의 선택을 존중해 주어야 한다. 그렇지 않으면 보모의 불신을 두려워하여 숨어서 교제를 하게 되고 나중에 큰 문제로 이어질 수도 있기 때문이다. 또한 귀가 시간이나 만남에 대한 기준을 설정하고, 자녀가 만나는 이성이 누구인지 확인도 필요할 것이다.

5. 게임 중독을 막아라

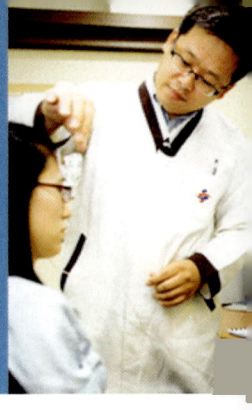

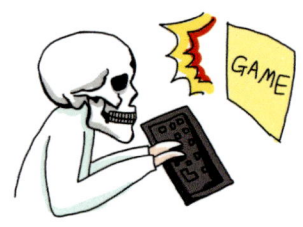

게임중독의 말로는 자기파멸!

중고등학교 시기에 인터넷 과다 사용은 수면 부족, 시력 저하 같은 건강 악화 문제 외에도 많은 시간을 빼앗겨 학업에 지장을 초래하고, 생활 패턴 파괴나 심한 경우 가족 간의 불화, 사이버 범죄, 청소년 비행으로 이어지기도 한다. 중고등학교 시기에 인터넷을 사용하는 주된 이유는 인터넷 게임이다. 인터넷 사용 시간이 길어질수록 정보 활용보다는 대부분 게임 용도로 인터넷을 사용한다. 최근 청소년 사이에 유행하는 게임은 오락실이나 비디오게임, pc 기반 게임보다는 온라인게임과 모바일게임이다. 온라인게임은 통신망(인터넷)을 통해 서버 컴퓨터에 접속하여 다른 사람과 게임을 진행하는 유형이다. 주로 승부 결정에 레벨업, 아이템획득, 캐릭터를 위주로 하는 내용이다. 모바일 게임은 스마트폰을 이용하여 즐기는 게임으로 휴대폰 게임이라고도 부르며, 모바일 인터넷에 접속하여 앱을 다운 받아 사용하는 게임을 말한다. 이 게임은 이동이 간편하고 비교적 장소에 구애받지 않으므로 최근 사용이 크게 늘고 있다. 또한 게임이 다양하고 편리한 자세로 사용할 수 있어 가정, 사무실, 전철, 야외에서 사용을 많이 한다. 2012년 기준 국내 온라인게임 시장 규모가 6조7800억 원, 모바일게임이 8000억 원 수준이던 것이 2014년 국내 모바일게임 시장은 1조 5천억 원 규모였다. 이는 갈수록 우리 청소년들의 게임 중독 위험성이 높아지고 있다는 것을 뜻한다.

스마트폰 중독은 최근의 정보기술의 발달 때문에 생긴 새로운 사회적 문제이다. 스마트폰 이용과 관련된 과도한 집착이나 충동적인 행동을 보이는 학생이나 성인이 늘어났다. 그리고 이로 인해 사회적 기능에 장애를 일으키는데, 경우에 따라서는 우울증, 사회적 고립, 충동 조절 장애와 약물 남용 등의 문제를 일으키기도 한다. 스마트폰 중독은 자리에 앉아 컴퓨터를 켜고 인터넷에 접속해야 하던 때와 달리 손가락 몇 번만 움직이면 되기 때문에 중독의 속도가 빠르고 그 정도가 심해진다. 즉 컴퓨터보다 즉각 반응하는 스마트폰이 우리 청소년에게는 오히려 더 쉽게 중독될 수 있다는 것이다. 청소년들이 주로 이용하는 스마트폰 기능은 카카오톡 등의 SNS가 41.6%, 게임 등 취미 오락 기능이 26.9%, 음악이나 영화 감상 및 DMB 시청이 10.6%, 인터넷 정보 검색이 9.1%, 음성 통화가 8.6%, 문자 메시지가 3.3% 순이었다.

한 논문에 따르면 인터넷 중독과 스마트폰 중독의 다르면서도 매우 유사한 특징이 있다. 첫째, 개인적인 측면에서 금단, 내성, 의존, 초조, 불안, 강박적 사용, 생활 장애 등의 특징을 공유한다. 둘째, 사용 동기가 즐거움, 외로움, 대인 관계 등이다. 그러나 스마트폰은 편리성 면에서 pc를 이용한 인터넷과 다른 점이 있다. 인터넷 중독은 현실 도피 및 도전과 성취동기가 있는데 비해, 스마트폰 중독은 자기 과시, 체면치레, 남에게 인정받기 위한 동기가 있다는 것이다. 셋째, 두 매체 모두 사용하지 않을 때 금단과 내성의 증상을 보이고 일상생활에 어려움을 주는데, 인터넷이나 휴대폰을 사용하지 않을 때에도 하고 있는 것 같은 환상을 가지게 되기도 한다. 그러나 인터넷 중독이 스마트폰 중독보다 우울, 편집, 반항, 강박 등에서 더 큰 문제를 보이고 있을 가능성이 있으며, 스마트폰 중독은 우울보다는 산만하고 에너지가 상승하는 문제가 더 심각할 수 있다.

여기에 인터넷 중독과 비교하여 스마트폰 중독의 개념에 추가될 내용으로 스마트폰이 pc를 이용한 인터넷보다 편리하고 접근성이 증대되어 있다는 점, 그리고 제공하는 앱이 무수히 많아 원하는 카테고리별로 찾을 수 있어서 인터넷 사용보다 훨씬 사용자 중심으로 맞추어져 있는 점 등이 있다. 이러한 특징은 콘텐츠별 중독 가능성을 야기할 수 있기 때문에 인터넷보다 더 손쉽게 중독될 위험성을 가지고 있다. 행정안전부와 한국정보화진흥원이 발표한 통계 자료에서도 스마트폰 중독률은 8.4%로 인터넷 중독률 7.7%보다 높은 것으로 나타났다. 그리고 스마트폰 사용으로 성적 하락에 영향을 준다고 응답한 청소년은 41.9%에 달한다는 보고도 있다. 청소년의 62%는 컴퓨터보다는 스마트폰으로 하는 인터넷 사용을 좋아한다.

더구나 최근에 대학생을 대상으로 스마트폰 중독과 ADHD 증상의 관련성을 규명한 연구 결과에서는 스마트폰 중독과 ADHD 증상 간에 깊은 상관관계가 나타났다. 주의력 결핍형에서의 인터넷 중독 비율은 55.5%, 충동성 및 과잉 행동형에서의 인터넷 중독 비율은 35.3%, 혼합형에서의 인터넷 중독 비율은 50%로 나타난 것으로 확인되었다.

위에 열거한 내용을 토대로 보면 청소년 시기의 인터넷 중독은 웹서핑 등의 문제점도 있지만 인터넷을 통한 게임의 문제로 귀결된다. 그리고 스마트폰 중독의 경우 SNS와 모바일 게임 문제로 정리가 된다.

귀중한 청소년기 시간을 무분별한 컴퓨터 게임과 스마트폰 사용으로 보낸다면 얼마나 안타까운가? 많은 전문가들은 그 예방을 위해 네 가지 대책을 내놓고 있다.

①자기 통제력 향상, ②충동성 조절, ③스마트폰(게임)에 대한 인식 변화, ④스마트폰(게임) 사용 대체활동이 그것이다. 학부모 입장에서 무조건 통제만 하기보다는 자기 통제력을 가질 수 있도록 유도하면서, 순간순간 다가오는 게임과 SNS의 충동을 차분한 마음으로 가라앉힐 수 있도록 도와야 할

것이다. 더불어 게임이나 스마트폰에 대해 그 프로그램 내부에 몰입하여 맹목적인 추종과 일차원적 즐거움만 찾지 않도록 전체적인 모습과 그 세계에 대한 새로운 인식을 심어 줄 수 있도록 부모와 교사의 지도가 필요하다. 현재 한국 사회의 청소년은 여가 시간이나 개인의 즐거움을 스마트폰이나 게임에서만 찾으려는 경향이 너무 강하다. 그것은 다른 대안이 부족해서 그렇다. 현실 세계의 다양함을 보여주고, 게임이나 스마트폰 외의 다른 관심거리를 제공한다면 게임과 스마트폰 중독에서 벗어날 수 있을 것이다.

나는 한의대를 졸업하고 다시 대학을 가기 위해 대입 학원을 2년 간 다닌 경험이 있다. 첫 해에는 준비가 덜 되어 실패를 하고, 다음 해에는 올해 정말 성공할 수 있을지 걱정하는 마음으로 다시 학원을 다니는 중이었다. 괴로운 마음으로 공부를 하던 중, 쉬는 시간에 같은 반 아이들이 계속 어딘가를 가는 것을 우연히 알게 되었다. 아이들이 어디 가는지 확인해 보니 1층 매점으로 가서 박찬호 선수가 출전하는 야구 경기를 보고 있었다. 그 당시 박찬호 선수가 미국 LA다저스의 투수로 활약하던 중이었고, 아이들은 박찬호 선수가 출전한 경기의 중계방송을 보고 싶어서 1층 매점으로 쉬는 시간마다 가는 것이었다. 속으로 나는 '올 해는 내가 성공을 할 수 있겠다.'는 마음이 들었다. 내가 서울대학교에 합격하게 된 것은 박찬호 선수의 도움이라고 생각한다. 내가 어떻게 그렇게 똑똑한 우리 반 아이들보다 시험을 잘 볼 수 있었을까? 나는 박찬호 때문에 서울대학교에 합격했다. 마찬가지로, 요즘 많은 고등학생들이 게임 때문에 스스로 자멸한다는 이야기를 많이 듣게 된다. 착실한 우리 아이들에게 나는 이런 주문을 한다. League of Legends(LOL)을 개발한 라이엇 게임즈, Clash of clans를 개발한 핀란드의 슈퍼셀, FIFA online을 개발한 일렉트로닉아츠사에 감사한 마음을 가지고 살라고. 그 회사들 덕분에 네 경쟁자들이 하나 둘씩 떨어져 나가서 네가 좋은 대학에 가게 된 것이다.

6. 가정이 건강해야 자녀가 건강하다

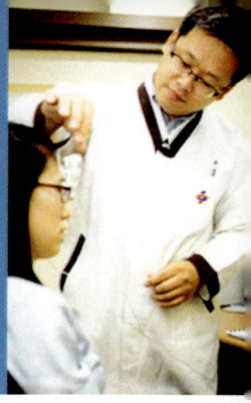

▶ 부모의 이혼

최근 우리나라에서는 이혼이 급속히 증가하여 사회문제를 만드는데, 그 중 하나가 자식 문제이다. 이혼은 이혼 당사자에게만 심각한 문제가 아니라 그 과정에서 자녀도 고통받게 되는데, 정서적 불안과 자존감의 저하 및 우울, 분노, 외로움 등의 문제가 생긴다. 그리고 부모 이혼 후 발생하는 한쪽 부모의 상실과 이사나 전학으로 인한 외적인 스트레스가 더해진다. 특히 청소년기는 신체와 심리 변화가 심한 시기이므로 부모의 이혼으로 인한 문제가 가중되어 고통이 배가될 수 있다.

우선 부모 입장에서 이야기를 시작해 보자. 이혼을 하게 되면 정서적 고통이 상당히 클 것이다. 더하여 법적 분쟁이 생기거나 재산 분할 문제로 감정 싸움까지 발생하면 고통은 상상 이상일 것이다. 다음에 찾아오는 것은 경제적인 어려움이다. 특히 여성의 경우 경제적인 어려움이 클 것이라고 생각한다. 남성의 경우는 집안일을 혼자서 처리해야 하며 부인의 내조가 없어서 육체적 어려움 때문에 사회활동에 지장이 생긴다. 즉 경제 활동과 집안일을 동시에 해야 하는 어려움이 닥친다는 것이다. 여기에서 끝나는 것이 아니다. 교육 문제가 발생하는데, 평소에 문제없던 자녀도 이런 일이 생기면 부모를 더욱 힘들게 만들 것이다. 왜냐하면 자녀는 부모의 이혼으로 엇나가기 쉽기 때문이다. 이런 상황이지만 자녀를 제대로 키워야 한다는 것을 잊으면 안 된다. 자녀가 제대로 커야 이 고통의 끝이 밝을 수 있기 때문이다.

부모가 이혼으로 안팎의 일을 처리하느라 바빠서 집을 비우는 경우가 많아지게 되면, 그 집에 친구들이 모여들어 나쁜 길로 빠지기가 쉽다. 그리고 이혼 문제 처리로 정신이 없는 외로운 엄마나 아빠의 자녀 관리가 힘들어지니 그 자녀에게 문제가 발생해도 알 길이 없다. 학교에서 폭력 문제가 발생하거나 자녀가 문제아가 되어 가고 있어도 눈치채기 힘들어진다.

부모의 이혼을 경험한 청소년들은 인간관계의 단절을 경험하게 된다. 그래서 관계 연속에 대한 신뢰감이 낮아지고, 부모의 이혼으로 인한 위축감과 열등감이 자리잡게 된다. 정서가 발달해야 하는 시기에 부정적 지각이 생기는 경우가 많다. 그래서 학교 생활을 잘 관찰하고 혹시 친구 관계에 문제가 발생하지 않도록 도와 줘야 한다.

부모의 이혼이 청소년에게 사회화와 정서 발달에 좋지 않다는 연구가 많다. 그러나 청소년들이 부모의 이혼에 적응하는 정도는 청소년 개인의 특성에 달려 있다는 것을 꼭 생각하자. 제대로 정신이 있는 아이라면 그 상황을 슬기롭게 극복할 것이고, 그렇지 못한 나약한 정신을 가지고 있다면 나락으로 떨어질 수밖에 없을 것이다. 현실에 굴복해서 살아가는 사람이 있는가 하면, 현실이 힘들고 어렵더라도 그 현실을 극복하고 적극적으로 대처하여 더 나은 모습으로 도약하는 사람이 있는 것이 세상 아닌가?

▶ 가정환경 관리

사서삼경 중 대학大學이라는 책에 보면 수신제가치국평천하修身 齊家 治國 平天下라는 말이 있다. 먼저 자기 몸을 수양하고, 집안을 가지런히 한 다음에야, 나라를 다스리고, 천하를 평안하게 한다는 이야기다. 가정은 세상에 태어나서 처음 만나는 인간관계의 장이며, 사회로 나가기 전에 사회에 대해 배우는 곳이다. 그러니 청소년에게 가정의 중요함은 너무나 자명하다. 우리가 가고 싶어하는 대학이라는 말도 이 책 제목에서 나왔다. 대학이라는 말은 소학에 비해 큰 학문이라는 뜻으로, 이 책 서문에 보면 대학은 아무나 배우는 것이 아니라 서민의 자식 중에 똑똑한 자와 공경대부의 자식들이 배우는 것이다. 내가 대학 공부를 할 준비가 되어 있는지 다시 한 번 돌아보자.

청소년 문제 행동의 원인은 가정 요인, 학교 요인, 사회 환경 요인, 개인 요인으로 볼 수 있는데, 그 중에서 가정 요인이 가장 큰 영향을 끼친다. 마찬가지로 공부에 대한 부분은 개인 요인이 가장 크지만, 가정 요인도 중요한 부분을 차지하고 있다. 가정 요인은 부모의 부재, 경제적 문제, 공부 환경, 가족 구성원 간의 관계, 가정 내 교육의 문제 등이 있다.

▶ 부모의 부재는 이혼이나 사망, 경제적인 문제, 교육을 위한 선택 등으로 인해 부모와 같이 살지 못하는 경우를 말한다. 청소년기의 학업과 정서는 가정과 학교 영향이 양대 산맥인데, 그 중에서 가정에 부모가 없다는 것은 여러 가지 면에서 큰 문제가 될 수 있다. 그래서 이혼이나 사별 같이 불가피한 경우를 제외하면, 되도록 부모와 떨어져서 생활하는 것은 피하는 것이 좋다.

▶ 경제적 문제는 크게 작용되지 않는 편이다. 청소년들은 경제적인 부분을 성인들의 문제로 여겨서, 가정의 재정 상황을 정확하게 알지 못하기 때문이다. 하지만 집이 압류된다던지 안 좋은 집으로 이사를 하는 등 겉으로 들어나게 되면 문제화하기도 한다. 강남에 살다가 아버지의 사업 실패로 봉천동으로 이사를 하게 되면서 교우 관계에 문제가 생겨서 결국 공부에 흥미까지 잃게 되는 경우를 본 적이 있다. 정상적

인 경우라면 자신보다 아버지의 어려움을 생각해서, 공부에 더 매진하여 아버지에게 기쁨을 전하고 재기의 계기를 마련해 드려야 하는 것이 옳다고 말하기도 했다. 하지만 대부분의 경우 사업 실패는 부부 간의 불화는 물론 자녀의 일탈까지 초래하여 구렁텅이로 빠지는 도미노가 되기 쉽다.

▶ 공부 환경의 문제는 이후에 나오는 환경 관리편을 참고하기 바란다. 공부 집중력을 키우기 위해 공부 방해 요소 제거에 초점을 맞추는 것이 좋다. 관심을 끄는 스마트폰이나 컴퓨터 제거, 소음 제거 등이 그것이다.

▶ 형제 간의 문제나 부부 간의 관계도 생각해 보아야 한다. 형제 간에 우애가 있어서 형이나 누나가 공부 방법을 조언하고 어려운 시기에 격려를 해준다면 더 없이 좋다. 왜냐하면 비슷한 환경과 비슷한 시기에 먼저 길을 가보고 그 길의 상태를 알려주니 얼마나 소중한 정보가 될 것인가? 부부 간의 불화는 자녀에게 불안을 초래하여 공부 집중력을 떨어뜨리니 잘 생각하기 바란다.

▶ 가정교육도 중요한 부분이다. 세상을 바라보는 가치관의 많은 부분은 가정에서 나온다. 매사에 긍정적인 생각이나 어려움에 처했을 때 나오는 추진력은 가정에서 대부분 만들어진다. 특히 어머니의 양육 태도는 청소년의 성격 형성과 행동에 제일 중요한 요소로 지목되고 있다.

인간관계 이야기

한의대 학생 시절 원전학이라고 하는 한문으로 된 한의학 원전을 해석하는 수업이 있었는데, 담당 김유성 교수님께서 우활한 이야기라고 하시면서 해주신 말씀을 소개하고자 한다. 원래 우활한 이야기라는 것은 세상사에 대해 잘 알지 못하고 좁은 식견 정도의 이야기라는 뜻인데 교수님께서 별 큰 의미 없이 재미난 이야기 정도로 받아들이라는 뜻으로 한 이야기이다.

인간관계人間關係는,

1. 혈연血緣으로 엮인 관계 : 하늘이 엮어준 관계로 부모 자식
2. 의리義理로 엮인 관계 : 친구, 부부, 사제, 군신
3. 물질物質, 이해利害로 엮인 관계

등으로 나눌 수 있다.

한의원에서 근무하면서 만나는 사람들 중 90% 정도가 물질로 엮인 관계라는 생각이 든다. 돈을 주고 물건을 사거나 어떤 일을 맡긴다. 이런 식으로 돈과 물질로 연결되어 서로 간에 이익을 생각하여서 맺어진 관계이다. 인생을 살면서 물질로 이어진 관계로만 산다면 얼마나 삭막할까?

의리로 맺어진 관계는 물질을 초월해서 만난 관계이다. 이 관계는 친구나 동호회 회원으로서의 만남, 스승과 제자, 부부 관계, 애인 관계 등이 있다. 물질과 이해가 아닌 인간사이의 순수한 마음으로 연결된 것이 특징이다. 특히 부부지간은 사랑이라는 관계로 연결되어 있다. 여기에 물질을 연관시키고 돈을 생각한다면 이미 그 관계는 이해관계가 되는 것이다. 애인 사이도 마찬 가지이리라. 간혹 어떤 이해로 맺어진 인연은 그 관계가 확대되어 처음에는 돈으로 연결 되었지만 나중에는 의리로 연결되기도 한다. 친구 관계도 비슷한데 처음에는 이렇게 멋진 관계로 맺어졌다가, 점차 돈이나 물질 등의 이해가 개입되면 더 이상 의리로 엮인 관계가 아니라 물질로 연결된 관계가 되고 마는 것이다. 사람들이

인간의 관계 중에서 이 관계를 높이 평가하는 이유가 여기에 있다. 하지만 이 관계도 서로의 뜻이 맞지 않으면 헤어질 수도 있는 관계이다.

마지막으로 혈연으로 엮인 관계는 하늘이 만들어 준 관계인데, 인간이 관계를 만들거나 끊을 수가 없다. 부모 자식 사이, 형제지간이 그것이다. 우리는 어쩌면 하늘이 맺어준 관계에 대하여 인간이 쉽게 끊어낼 수 없기 때문에 너무 쉽게 생각하고 흘려 지나가지 않는가 싶다. 여러 가지 집안 문제는 어떻게 보면 혈연 관계에 대한 생각에서 출발해야 한다. 어려울 때일수록 진심이 드러나는 법이다. 하늘이 맺어준 소중한 인연인 가족 관계를 생각하고 힘들수록 서로 돕고 믿음을 가지도록 하자.

7. 자세만 바로 해도 공부가 잘 된다?

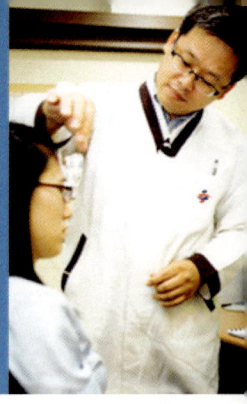

▶▶ 공부에 좋은 자세는 어떤 자세인가?

무슨 일이든지 자세가 중요하다는 말이 있다. 공부에도 공부 자세가 있는데 정신 자세도 중요하고, 실제 몸 자세도 중요하다. 먼저 책상에 앉는 습관을 들여야 한다. 특히 성적이 안 나오는 학생은 일단 책상에 오래 앉아서 버티는 것부터 연습해야 한다. 무조건 일단 앉아서 버텨 보라. 공부는 인내와의 싸움이고 자기 자신과의 싸움이다. 나도 머리가 좋은 사람이 아니고 공부를 잘하는 사람도 아니다. 머리가 아주 좋은 사람이야 어떻게 하는지 모르겠지만, 최소한 나 같은 사람은 인내하는 법을 먼저 익히고 오래 책상에 앉아 있는 것을 배워야 한다. 공부를 잘한다는 것은 스스로 인내하고 자기 자신과의 싸움에서 이긴 사람이라는 뜻도 된다.

▶ 꼭 책상에 앉아서 공부해야 한다. 엎드려 공부하면 반드시 실패한다. 집중력이 저하될 뿐 아니라 어깨에도 안 좋다. 이불 속이라는 환경은 누워서 자기 위한 것이다. 사람은 환경의 지배를 받는데, 자기 마음속으로 곧 잠잘 준비를 하게 되는 것이다.

▶ 고개를 너무 숙이고 공부하는 자세 역

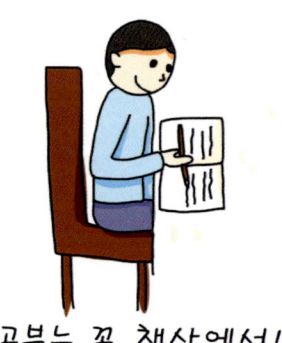

공부는 꼭 책상에서!

시 안 좋다. 고개를 너무 들면 집중력이 떨어지고 고개를 너무 숙이면 어깨와 눈에 해롭다. 심지어 턱을 책상에 붙이는 경우도 있는데 굉장히 좋지 않다.

▶ 허리를 똑바로 펴는 것이 좋다. 하지만 집중을 하다 보면 허리가 자연스럽게 굽어지기도 한다. 그리고 수업 중에는 똑바로 앉아야 한다. 그래야 수업 시간에 선생님의 주목을 받는다. 선생님은 수업을 할 때 학생들을 쳐다보면서 하는데, 앉는 자세에 따라 선생님의 주목과 관심에 차이가 많이 난다. 이런 차이가 수업 집중력에 도움을 주어 성적 향상으로 연결된다.

▶ 공부는 장기간 싸움이다. 오랜 시간 공부해야 하므로 오래 버틸 수 있는 자세가 중요하다. 불편한 자세를 되도록이면 피해야 한다. 다리를 꼬고 앉는 것은 대단히 안 좋다. 허리에 치명타가 될 수 있다. 의자는 책상 쪽으로 당겨서 앉도록 하자.

▶ 스트레칭을 수시로 해서 근육의 피로를 풀어줘야 한다. 주로 목과 어깨가 중요하고, 다리도 신경을 써야 한다. 장기간 앉아 있어서 다리 쪽으로 순환이 안 되기 때문이다. 아래에 스트레칭 법을 소개하니 잘 따라해 보기 바란다.

▶▶ 자투리 시간 스트레칭이면 OK

수험생들이 운동에 대해 많이 물어본다. 건강해지려면 어떤 운동을 해야 할지 궁금해 하기도 한다. 나는 단호하게 운동을 따로 할 필요가 없다고 이야기한다. 단지 관절이나 근육의 긴장만 풀어주는 정도면 충분하다고 말한다. 우리는 운동선수가 아니다. 그럼 운동을 안 하면 어떻게 되는가? 평소에 활동을 하고 움직이는 것 자체가 운동이다. 그리고 운동 대신에 추가할 것이 있는데 그것이 스트레칭이다. 우리나라 사람들은 돈을 내고 하는 전문적인 운동을 좋아한다. 돈을 내고 시간을 내서 멋진 옷을 입고 뭔가 결과를 얻어야 운동한 맛이 나는 모양이다. 하지만 몸 풀기나 건강을 위해서는 그렇게 복잡하지도 어렵지도 않다. 가끔씩 관절을 펴 준다는 느낌과 환기만으로 충분하다. 시간은 자투리 시간으로 5분 이내면 충분하다.

아침에 일어나면 기지개를 켠다. 오후에 피곤할 때도 하품을 하고 기지개를 켠다. 이것은 인체가 하루의 일을 시작할 때나 환기가 필요할 때 스스로 관절과 근육의 긴장을 풀고 순환을 도모하는 것이다. 오랜 시간 앉아서 공부하면서 정신과 육체가 피곤할 때 이런 것을 활용하자.

▶ 스트레칭은 흔히 정적 스트레칭과 동적 스트레칭으로 나누는데, 정적 스트레칭은 관절을 쭉 편 상태에서 10~20초 정도 정지하면서 풀어주는 것을 말한다. 동적 스트레칭은 관절 펴기를 움직이면서 해 주는 것이다. 여기에 가벼운 마사지나 지압이 추

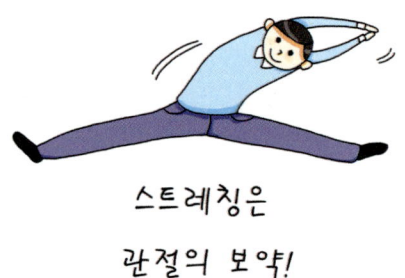

가되어도 좋다. 뭐 어느 것이나 상관없다. 단지 관절과 근육의 긴장을 풀어 주는 것이면 족하다.

▶ 스트레칭을 하면 근육이나 인대 등에 탄력을 줘서 유연성이 높아진다. 또한 온몸 근육을 이완시켜서 활력을 얻을 수 있다. 하지만 너무 무리하면 근력이 약해지거나 인대의 손상을 초래하기도 한다. 그래서 재차 강조하지만 절대 무리하면 안 된다. 우리가 하는 스트레칭의 목적은 근력 강화나 운동을 하겠다는 것이 아니다. 단지 기혈 순환을 돕고

긴장된 근육을 풀겠다는 것이다. 그래서 부드럽게 펴 준다는 느낌으로 하자.

▶ 서양의 체조가 운동 기능 향상과 신체 발달을 주요 목적으로 한다면, 동양의 체조는 인체 내 기운 단련을 통해 정신과 신체 건강을 도모하는 것을 목적으로 한다. 그래서 조신調身, 조식調息, 조심調心이라 하여 자세 조절, 호흡 조절, 마음 조절을 통하여 자연의 정기를 끌어당기거나 근골관절을 이완시킨다. 이로써 인체 각 기관 기능을 조절하고 강화하여, 체내 건강 잠재력을 유도 개발하며, 질병을 예방 치료하여, 건강하고 장수할 수 있도록 도와준다. 수험생에게는 시험 준비 기간 동안 자세와 마음 조절에 도움이 되고, 시험 전 불안한 경우에 호흡 조절로 마음을 다잡는 데 이용하고 있다. 간단히 소개를 하면, 調身(조신)은 눕거나 앉거나 서 있는 자세를 똑바로 하는 것과 균형 잡힌 몸놀림에 대한 내용이다. 調息(조식)은 자세를 편안하게 하고 고른 호흡을 하는 자연 호흡에서 출발하여, 숨을 들이 쉴 때 아랫배를 내밀고 숨을 내쉴 때 아랫배를 들어가게 하는 복식호흡의 단계를 사용하기도 하며, 더 나아가 극도로 호흡을 줄이는 방법을 사용하기도 한다. 調心(조심)은 마음 단련을 하는 것인데, 몸과 마음을 이완시키는 것에서 시작하여 신체 일정 부위에 주의력을 집중시키는 방법이나 또 다른 부위로 집중된 주의력을 이동시키는 방법 등으로 사용된다. 이런 동양의 정신과 육체 조화 사상을 스트레칭의 방법에 활용하면 도움이 될 것이다.

체조에 대해 좀 더 구제적인 방법을 찾아보자.

▶ 머리와 얼굴 : 손바닥을 3~4회 비빈 다음 얼굴을 가볍게 3~4회 비빈다. 머리는 손가락을 세워서 정수리에서 아래 방향으로 가볍게 빗질하듯이 긁어준다.

▶ 목 체조 : 앞뒤로, 좌우로, 돌리기를 2회 정도 한다. 그리고 양손으로

번갈아가면서 목 뒷덜미를 주물러 준다.
- ▶ 손 어깨 체조 : 손가락을 깍지 끼고 2~3회 흔들어준다. 팔목을 가볍게 2~3회 흔들어준다. 손가락 깍지를 끼고 손바닥을 하늘로 향하여 10초 정도 뻗어준다.
- ▶ 척추 체조 : 제자리에서 좌우로 2~3회 몸을 비틀어 준다.
- ▶ 허리 체조 : 서서 손바닥을 펴고 손가락이 발끝에 닿도록 구부린 다음, 팔을 허리에 얹고 허리를 최대한 젖혀서 하늘을 보는 동작을 2~3회 한다.
- ▶ 다리 체조 : 발목과 다리, 무릎을 가볍게 2~3회 펴 준다.
- ▶ 마지막으로 전신을 한 번 푼 다음 호흡 조절하고 끝낸다.

여기에 수험생을 위한 우리 한의원 비방 체조가 있어서 소개를 한다. 수험생은 항상 고개를 숙이고 있어서 어깨 목이 아프고 척추가 앞으로 굽어 있는 경우가 많다. 목과 척추가 안 좋으니 두통도 생기고 집중력도 떨어지게 되는 것이다. 여기에 좋은 것이 '열중쉬어 체조'다. 열중쉬어 체조는 열중쉬어 자세에서 고개를 뒤로 젖히면서 팔을 위로 들어 올리면 된

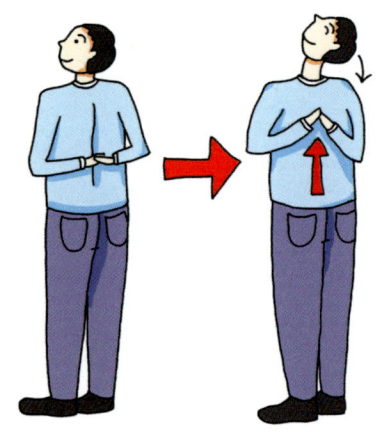

다. 어떻게 보면 간단해 보이지만 어깨, 목, 척추를 풀어주고 편안하게 해 주는 데 최고다. 하루에 3회씩 꼭 해주길 바란다.

이도저도 잘 모르겠으면 국민 체조를 한번 해도 좋다. 아주 쉽고 간단하다. 너무 쉬워서 시시해 보이는가? 세상 멋진 것은 복잡하고 멀리 있지 않다.

8. 운동은 No, 활동은 Yes!

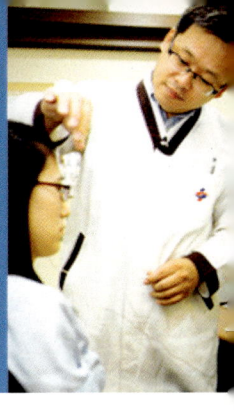

　나는 운동이라고 안하고 활동이라고 하고 싶다. 활동은 단련을 위한 것이 아니라 관절이나 혈관이 정체되지 않게 풀어 준다는 의미이다. 운동보다 훨씬 자연스러운 느낌이다. 굳이 운동을 한다면, 놀이를 한다는 느낌으로 해 주는 것이 좋다. 그리고 좌우, 상하 대칭의 운동을 권하고 싶다. 오른쪽만 너무 사용한다던지 팔만 사용한다던지 하는 운동보다 상하 좌우 모두 사용 가능한 운동을 찾아보자. 예를 든다면 야구나 테니스 같이 오른쪽만 사용하는 것 보다는 맨손체조나 에어로빅 같이 상하 좌우 모두 사용 가능한 운동으로 선택해 보자. 스트레칭을 즐겨야 한다. 스트레칭이 수험생에게 제일 좋은 운동이다. 공부한다고 한 자세로 오랫동안 앉아 있기 때문에 관절과 인대에 순환이 안 되어 뻣뻣해지기 쉬운데, 스트레칭은 근골격 및 장기 순환에 도움이 되어 상당히 좋은 운동이다. 운동은 돈을 내고 할 필요가 없다. 왜냐하면 인간 활동 자체가 운동이기 때문이다.

　우리나라 운동에 문제점이 두 가지 있는데 관람 스포츠 활성화와 선수용 운동을 많이 한다는 데 있다. 나는 항상 운동을 본인이 활동을 즐기기 위한 것으로 하라고 강조한다. 그런데 운동을 해도 꼭 체육인이 되기 위한 전문 지도를 받으면서 한다. 예를 들면 수영을 하면 즐기거나 떠 있기 위한 것이 아니라, 자세에 굉장히 신경을 쓰고 얼마나 빨리 가는가에 치중한다. 골프도 마찬가지이다. 자세를 너무 중요시하고 점수에 온 정신을 쏟는다. 물론 자세도 중요하지만 내가 보기엔 자기한테 편한 자세 정도면 되고, 게임을 즐길 수 있을 정도면 충분하다. 잔디를 바라보면서 자연을 느낄 수 있다면 된 것이다. 게임을 해서 내기를 하면 자극은 되지만 기분이 상하기도 하고 승부욕만 자극된다. 그래서 나는 가벼운 등산을 권하는데 미음완보를 즐겨보자. 등산은 시합이 아니다. 누가 빨리 가느냐가 아니고 누가 자연을 즐기면서 가느냐가 중요하다.

운동과 노동의 차이가 무엇일까? 가장 큰 차이는 마인드의 문제이고, 다음은 손상 유무라고 생각한다. 긍정의 마음으로 즐겁게 해야 한다. 그런데 너무 과하게 하거나 너무 자세에 매달리면 노동이 되고 만다. 그리고 과한 운동이 관절이나 근육 손상을 불러와서 노동으로 전락하기 딱 좋다는 것을 잊지 말자.

9. 내 주위의 환경은 성적의 바로미터

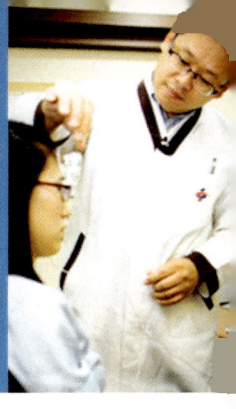

　나는 우리 아이들 책상 위를 쳐다보면서 이런 생각을 한다. '책상 위가 깨끗하면 부모와 아이가 깔끔한 사람이구나, 책상 위에 소품이나 책이 한 권 있으면 멋을 아는 사람이구나, 책상 위에 책이 두 권이 놓여 있으면 공부를 많이 하는구나, 책상 위에 책이 세 권 이상 있으면 청소 안 하는 사람이구나.'
　인간은 환경의 지배를 받는다. 특히 어린 학생들은 성인보다 훨씬 환경 영향이 클 수밖에 없다. 교우 관계나 학교, 선생님, 부모, 가정 내부 문제 등의 영향은 지대하다. 긍정적인 아이들은 좋지 못한 환경을 접하면 이 환경을 딛고 일어서야겠다고 생각하지만, 대부분은 그 환경에 파묻히고 만다. 그래서 환경 관리를 부모가 해 줘야 한다.
　부모님이 경제적 여유가 있다든지 교육에 관심이 많다면 좋은 환경을 만들 수 있다. 좋은 선생님, 좋은 교재, 공부하기 좋은 분위기. 이렇게 좋은 환경들이 집중력 향상에 도움이 되기도 하고 인생에 대한 좋은 이야기가 의지를 불러일으킬 수도 있다. 아무리 공부를 잘하는 사람이라도 사막에 혼자 내버려 두고 공부를 하라고 하면 잘 할 수가 없다. 여기 환경 요소 중에서 학생 스스로 만들어야 하는 내적 환경 요소가 있고 부모님이 만들어 주어야 하는 외적 환경 요소가 있다.
　내적 환경 요소는 내 자신이 만드는 환경 요소이다. 예를 들면 친구 문제나 책상 정리, 마음가짐, 건강 요소 등이 그것이고, 외적 환경 요소는 다른 사람이 만들어주는 환경 요소이다. 예를 들면 좋은 선생님, 좋은 면학 분위기 등이다. 내적 환경 요소는 주로 개인에 의해서 스스로 만드는 환경 요소인데 대개 공부를 잘하는 사람일수록 주위에서 까칠하다는 이야기를 듣는 경우가 많다. 〈스터디코드 3.0〉이라는 책에 보면 서울대 출신은 공부하는 데 8.8개의 환경 요소를 이야기했고 일반적인 학생들은 3.6개의 환경 요소에 대한 이야기를 했다고 한다. 이렇게 공부를 하는 데 내적 환경 요인이 의외로 중요한 비중을 차지하고 있다. 게임, 핸드폰, 친구, 자위, 마음가짐, 건강 요소, 책상 정리들이 모여서 공부 집중에 막대한 영향을 미친다.

외적 환경 요소는 좋은 선생님, 좋은 교재, 멘토, 면학 분위기 등인데, 성적을 중요시하는 한국의 분위기를 볼 때 크게 문제되는 것은 없다고 생각된다. 하지만 수험생을 둔 부모 입장이라면 어느 정도 외적 환경 요소를 맞춰주기 위해서 배려를 해야 할 것이다. 공부하기 좋은 환경의 기본은 청소와 정리인데 수험생 스스로 청소와 정리를 하면 더욱 좋겠지만, 부모가 수시로 방에 가서 공부는 열심히 하고 있는지 볼 겸 방 청소를 해주는 것이 좋다. 공부방이나 책상 정리는 공부에 방해되는 것을 치우는 것에서 시작해야 한다.

최근 스마트폰이 가장 문제가 되고, 다음으로 컴퓨터 게임기 등도 공부에 방해되기 때문에 치우는 것이 좋다. 수험생이 각오를 다질 겸 스스로 치우는 것은 어떨까? 소음도 최대한 차단하는 것이 좋다. 공부방을 조용히 만들기 위해 컴퓨터와 오디오 등도 거실로 옮겨두고 꼭 필요할 때나 휴식 시간에 사용하도록 하는 것이 좋다. 조명에 대해서 조금 추가하자면, 낮 시간 조명은 자연광이 들어 와야 시력 보호에 좋다. 그리고 공부방은 스탠드 하나만 켜는 것 보다는 전체 조명과 부분 조명을 같이 사용 하는 것이 시력 보호에 좋은데, 전체 조명은 방에 있는 형광등이면 충분하고 스탠드를 같이 사용 하면 된다. 사소한 이야기이지만 스탠드는 왼쪽에서 비치도록 해야 그림자가 생기지 않아서 좋다.

학창시절의 교우 관계는 인생에서 아주 중요한 의미가 있다. 저학년일수록 공부한다는 것은 공부하는 친구를 모방해서 하게 되고, 자신의 행동을 친구들의 행동과 비교해서 자신의 행동을 수정 보완하게 된다. 또 친구 사이에 동료 의식을 느끼면서 자기 자신을 격려하고 방향을 설정하는 데 도움을 줄 수 있다. 하지만 너무 지나쳐서 다른 중요한 가치보다 친구를 가장 우선시하게 되는 경우가 많다. 그런데 친구의 가치를 너무 소홀히 하는 것도 문제지만 학업이나 가족 등의 가치보다 높게 두는 것은 적절하지 않다. 학교에 다니는 이유는 공부를 하기 위해서인데 가장 중요한 목적을 도외시하고 다른 길로 빠진 것과 같다. 예를 들면 식당에 밥 먹으러 갔는데 밥을 먹는 것은 제대로 하지 못하면서 물만 먹고 온다던지 하는 것과 같다.

환경 요소에서 너무나 중요해서 꼭 지키라고 권하고 싶은 것이 있다.

- 좋은 대학에 가고 싶다면 스마트폰을 버려라.

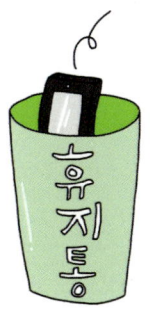

요즘 학생들 사이에 스마트폰이 유행이라서 많이들 사용하고 있는데, 스마트폰으로 주로 하는 것들이 게임, SNS, 웹서핑, 카카오톡 등이다. 스마트폰 사용은 공부하기 좋지 않은 내적 환경 요소 중에 대표적인 것이라고 생각한다. 일부에서는 스마트폰으로 모르는 단어를 찾는다던지 어려운 부분 검색으로 공부하는 데 도움이 될 수도 있다고 하지만, 조금의 이익을 위해서 많은 것을 희생하는 경우라고 생각된다. 왜냐하면 공부는 긴 시간 집중이 필요하고 점차적으로 집중을 강화해서 몰입해야 하는데, 바로 그 때 친구한테서 전화나 문자 연락이 와서 그 흐름에 큰 방해가 된다. 특히 습관적으로 카카오톡이나 게임 등으로 시간을 낭비하는 경우도 많다. 좋은 대학에 가기를 원한다면 스마트폰을 과감히 버려라.

스마트폰이 없다면, 친구들과 대화도 단절되고 친구들 사이에 유행하는 유행어라든지 최신정보에 뒤떨어지는 것에 대해서 겁낼 필요가 없다. 차라리 자신이 최근 유행에서 조금 떨어지는 것을 살짝 즐기거나 자랑스럽게 생각하는 것은 어떨까? 처음에는 친구들 사이에 "야 너 그거 아냐?" 이러면서 최신 유행하는 웃긴 이야기나 사진 등의 정보를 보는 것은 잠깐 동안 웃기거나 재미는 줄 수는 있지만 의미 없고 가치가 없는 정보이다. 이런 것들을 즐기는 것보다는 더 가치 있는 것이 훨씬 많다. 도리어 이런 유행에 둔감한 모습을 보여주는 시크한 모습으로 매력을 발산해 보는 것이 멋져 보인다. 솔직히 말해서 그런 최신 정보나 유행을 안다는 것 자체가 공부를 제대로 하지 않는다는 증거이다. 그처럼 인생에 도움이 안 되는 정보를 찾느라고 시간을 낭비하는 모습은 점점 좋은 대학에서 멀어지고 있다는 강력한 증거이다.

- 선생님을 좋아해야만 한다.

대개 학생들이 선생님에 대해 혹평을 하거나 선생님을 싫어하는 경우

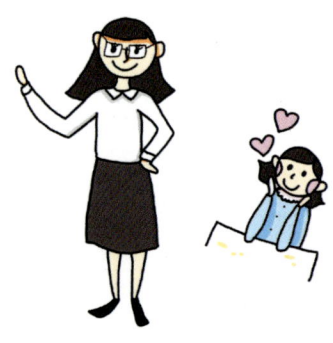

가 많은데, 선생님을 싫어하면 자기만 손해이다. 누군가에게 뭔가를 배우려고 하면 그 사람을 좋아해야 그 사람의 생각을 이해하고 그 사람의 지식도 받아들일 수 있다. 그러니 공부를 잘하려면 선생님을 좋아하고, 심지어 선생님의 행동 버릇도 따라 해봐라. 그러면 그 선생님의 지식도 내 것이 될 수 있을 것이다. 어떤 선생님이 인격적으로 좋지 못한 분이라 하더라도, 나는 그 선생님의 지식만 잘 받아서 좋은 성적을 얻으면 되지 않겠는가? 그리고 세상일은 좋은 점과 나쁜 점이 항상 공존한다.

가령 어떤 선생님이 엄하고 다소 폭력적이라서 무섭다면, 이렇게 생각

해 보면 어떨까? "만일 그 선생님이 너무 유약한 분이라면 반에서 공부 안 하고 분위기 흐리는 친구들을 제어를 못해서 내 공부에 방해가 많이 되었을 것인데, 엄한 선생님이 그들을 제어해 줘서 공부 하는 데 방해가 안 되니 얼마나 좋은가?" 또는 그런 무서운 선생님일수록 교내에서 학생부나 규율 담당의 훈육 선생님을 하시는 경우가 많은데, 그 선생님과 가깝게 지내면 내가 어려울 때 내 편이 되어 주거나 못된 놈들에게서 나를 구해주실 수도 있다.

• 포용하는 마음을 가져라.

영화에 잘 나오는 장면인데, 어떤 사람의 부모가 원수들의 배신으로 가족 모두와 함께 죽게 되고 아이 한 명만 간신히 유모가 목숨을 바쳐서 구하게 된다. 그 아이가 평소 부모님과 친분이 있는 도사에게 눈물을 흘려가면서 어렵게 무술을 10년 배워서, 부모님의 원수를 갚기 위해 속세로 내려온 장면을 떠올려 보자. 거

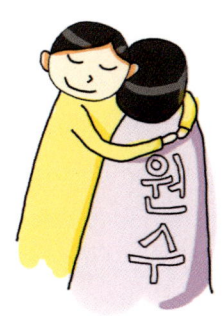

지같은 몰골에 이상한 옷과 행동을 하니 동네 개와 동네 아이들이 마구 놀리고 심지어 돌멩이를 던질 수도 있다. 우리 주인공은 간단하게 칼만 뽑아도 그 아이들이나 동네 개들쯤은 처단이 가능하다. 하지만 부모님의 원수를 갚기 위해 가는 길에 괜히 이런 일에 연루되어 관가에 가거나 원수들에게 신분이 노출되거나 힘을 뺄 필요는 없을 것이다. 마찬가지로 우리는 10년 이상을 좋은 대학 입학이라는 목표를 두고 고생고생해서 여기까지 오게 되었고, 이제 그 결과가 바로 코앞이다. 여기 이 시점에서 쓸데없는 것에 신경 쓰고 힘을 뺄 필요가 없다. 큰 시험을 앞두면 누구나 신경이 곤두서고 마음이 조급해진다. 같이 공부하는 친구들과 괜히 싸움이 일

거나 시비가 붙지 않도록 해야 한다. 조그마한 일들은 내가 양보하고 조금 손해 보는 선에서 마무리 하도록 하는 것이 좋다. 10년 동안 수련하고 부모님 원수를 갚기 위해 내려온 주인공이 동네 꼬마들에게 칼을 빼지 않는 것처럼 말이다.

공부쟁이 한의사의 생생 경험담 ⑧
세상을 바꾸려고 하지 말고 스스로가 변하라!

세상을 살다 보면 불합리한 것이 너무나 많다. 특히 시험이라는 큰 명제를 앞에 두고 보면 세상사가 불평투성이이다. 왜 우리나라는 영어를 시험 봐야 하는가? 영어가 학문인가? 그냥 미국인으로 태어났으면 문제도 되지 않을 것 아닌가? 영어 문제는 왜 미국인도 풀지 못할 정도로 꼬아서 내는가? 왜 수능은 1년에 1회밖에 기회가 없는가? 나는 추위를 많이 타고 긴장을 많이 하는 스타일인데 겨울에 시험을 보는 바람에 나한테 더 불리한 것 같다. 누구는 외교관 특별전형으로 대학도 쉽게 가는데, 나는 왜 이토록 고생이냐? 이렇게 가벼운 불평부터 시작해서 교육제도에까지 생각이 미치기도 한다. 대부분 똑똑한 친구들이 이런 이야기를 많이 한다. 그래 맞는 말이다. 네가 시대를 잘못 타고 났고, 부모를 잘못 만났고, 교육제도가 잘못되었다. 하지만 그것을 지금 바꿀 수 있을까? 나는 이렇게 생각한다. 세상에 좋고 나쁜 것은 없다. 단지 어떤 사건이 있을 뿐이다. 단지 네가 그것을 어떻게 이용하느냐에 따라 그 사건이 좋은 일이 될 수도 있고 나쁜 일이 될 수도 있는 것이다. 시험제도도 마찬가지다. 제도가 어떻게 바뀌던, 대입전형이 어떻게 변경되건, 네가 그것에 잘 들어맞는 인간으로 바뀌면 되는 것 아닌가? 세상은 세상에 맞는 인간을 원하지 세상을 바꿀 사람을 원하는 것이 아니다.

PART 4
초등·중등·고등, 시기별 관리

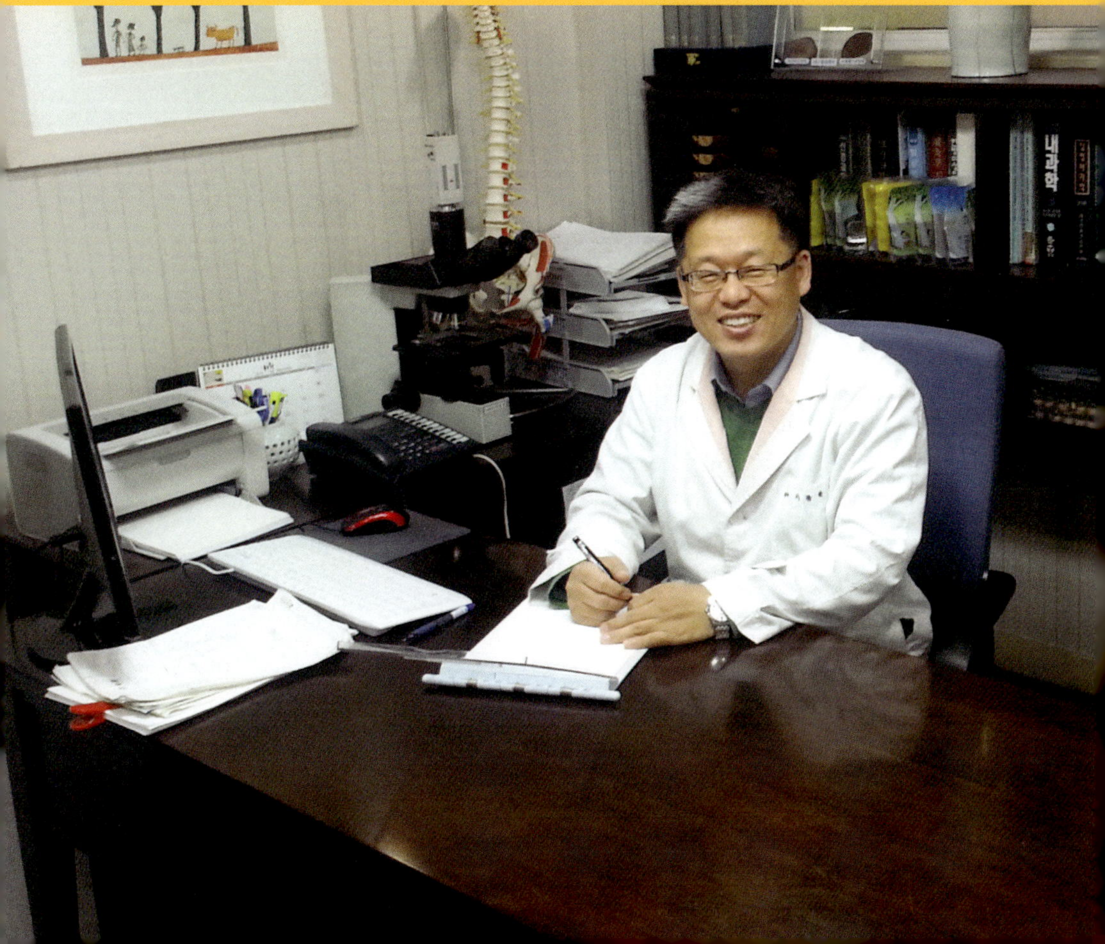

1. 초등학교 과정

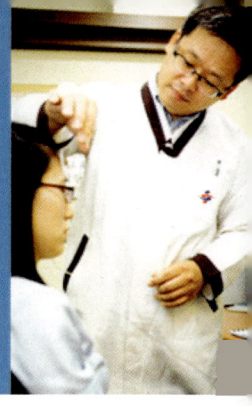

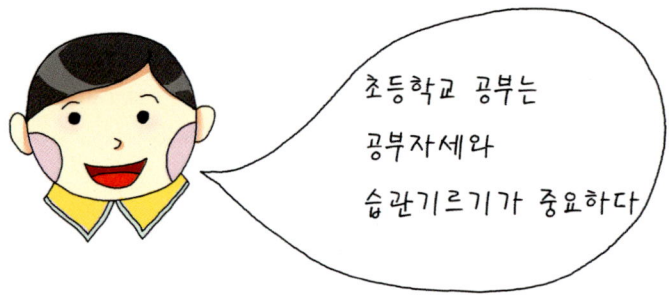

초등학교 공부는 공부자세와 습관기르기가 중요하다

이 시기의 인격 발달에 관해서 이야기한다면, 한마디로 그동안 가정에서 부모와 자식 간에 형성된 관심이 학교나 친구로 옮겨가는 시기라 할 수 있다. 뇌기능이 성숙해지고 언어기능이 발달하게 되며 논리적 탐구 법칙 및 질서, 자기통제에 관심을 가지게 된다. 또, 초등학교 고학년 시기에는 추상적 사고가 가능해진다. 자기중심적 사고에서 탈피하여 자율적이고 도덕성이 생기며 많은 대상들을 서열화하고 분류하는 능력이 생겨서 대상과 대상 간의 공통점과 차이점 및 관련성을 이해하게 된다.

이때부터는 하루 중 긴 시간을 가족이 아니라 친구와 보내게 된다. 그래서 친구를 가족과 같은 존재로 인식하기도 하고 때로는 가족보다 더 가까운 관계로 느끼기도 한다. 삶의 질이 친구에 의해 좌우되기 시작하는 시기이기도 하다. 아이들은 친구 사귀기를 통해 다른 사람의 마음을 이해하고 상상하는 정서적인 성장을 이룬다. 그 중에는 친구 없이는 할 수 있는 일이 거의 없다고 생각하는 아이들도 생긴다. 친구가 없다는 데서 오는 외로움은 가족이 해결해줄 수 있는 성질의 외로움이 아니다. 아이들은 친구가 있어야만 정상적이고 행복한 생활을 보낼 수 있다고 생각하며 그 때문에 친한 친구를 절실히 바란다.

▶ 초등학교 공부

초등학교 시기는 공부 자세와 습관을 기르기 시작해야 한다. 실제로 공부라는 것은 어떤 문제를 해결하는 능력을 기르는 것이다. 그 문제 해결 능력은 많은 부분 흉내내기에서 길러진다. 그런데 요즘은 핵가족이 대부분이므로 벤치마킹(흉내내기)할 수 있는 모델을 찾기가 힘들다. 과거에는 형이나 누나가 역할 모델이 되기 때문에 따라하는 것만으로 많이 해결되었고, 설령 문제가 있어도 위 형제가 문제 해결 방법을 가르쳐주었는데, 지금은 그렇지 못하므로 부모의 역할이 훨씬 더 중요해졌다. 그리고 공부에 대한 동기 부여를 하기 위해 도서관, 박물관, 체험 학습, 여행을 통하여 여러 가지 다른 문제에 대해 생각하고 연구하는 자세를 길러주는 것도 중요하다.

한편 초등학교 저학년 시절에는 매일 알림장을 확인해서 자녀가 알림장을 잘 적어오는지 못 적어오는지, 일부만 적는지 파악하여 대처를 하여야 한다. 알림장을 잘 적어오는 경우는 문제되지 않지만, 알림장을 잘 못 적어 온다면 학급 홈페이지에서 매일 알림장을 확인하거나 같은 반 엄마에게 문의하여 알아낸다. 그리고 저녁 식사 후 다음 날 준비물을 미리 준비할 수 있도록 도와주는 것도 잊지 말자.

초등학교 때부터 공부를 잘하는 아이는 다른 아이들과 다른 점이 있다.

첫 번째는 공부 방법, 두 번째는 자율성, 세 번째는 부모의 관심이 다른 점이다.

우선 공부 방법에 대해서 알아보면 각 과목별로 공부하는 방법이 다른데 가령 수학은 개념의 이해, 문제 해결 능력 배양, 엄밀한 계산 능력(실수 줄이기) 배양 순서로 공부를 해야 되고, 국어는 교과서 정독, 단어, 문맥, 내용 파악, 문제 풀이를 통한 익히기 순서로 공부하도록 지도한다.

두 번째, 자율성에 관해서는 동기부여와 공부 습관이 관계되는데, 초등학생들은 동기부여가 중요하다. 한번 동기부여가 잘되어 좋은 공부 습관을 가지게 된다면 평생 그 영향을 받게 된다. 그래서 많은 학부모들은 초등학생 동기부여를 위해서 여행, 박물관 등을 많이 활용하고 있는데, 아주 좋은 방법이다. 이렇게 동기부여가 되면, 그 다음은 좋은 공부 습관을 가질 수 있도록 도와주어야 한다. 계획을 세우고 그 계획을 실천한다는 자신과의 약속을 지키는 자세를 가지기, 실수는 할 수 있지만 반복되지 않도록 하기, 초등학생의 경우 40분의 수업시간 동안 집중할 수 있도록 계속 책상에 앉아 있는 습관을 길러주기가 중요하다.

세 번째는 부모의 관심 문제이다. 초등학교 교육과정은 부모의 관여가 성적에 크게 영향을 미친다. 공부뿐만 아니라 생활 전반의 태도도 챙기고 더불어 교우 관계와 안전 관리에도 부모의 관심이 필요하고, 관심을 가진 만큼 건강하고 좋은 성적을 낸다. 아이들도 부모가 자신에게 얼마나 관심을 가지는지 느끼고, 그 기대에 보답하려고 노력한다. 그리고 추가해서 말하고 싶은 것이 있다. 중학교 교육과정 이상은 부모가 지도하기 힘들어지기 때문에 관여하기를 포기하고, 학원이나 학교에 일임하여 상대적으로 중등과정 공부 내용에 대한 부모의 관심이 떨어지는 경우가 많다. 초등학교 때의 여세를 모아 중학교 이후에도 아이를 학교나 학원에만 맡기지 말고 지속적으로 관심을 가져야 할 것이다.

▶ 초등학교 시험의 특징과 준비

초등학교 과정은 성적이 크게 중요하다고 생각하지 않는다. 다만 공부 방법이나 습관을 잡아주는 시기이다. 그리고 세상은 흘러서 이제는 지식을 얼마나 흡수했는가는 중요하지 않고, 정보는 이미 다양하므로 어떻게 정보를 활용하는가가 중요한 시기가 왔다. 더구나 자신이 알게 된 지식을 어떻게 표현하는가가 중요한 시대가 되었다. 그래서 정보의 활용 능력 그리고 의사 표현 능력을 길러주는 것이 중요하다. 초등학생이지만 성적을 잘 받으면 공부에 대한 자신감이 붙을 수 있을 것이다. 그래서인지, 부모들 사이에 성적에 대한 수요가 있기에 성적을 올리는 방법 몇 가지를 추가한다. 초등학교 과정에서 시험 성적을 잘 받는 방법은 어떻게 준비하는가에 달려 있다. 평소 실력대로 시험을 본다는 말이 있는데 이를 두고 시험을 준비해야 한다는 생각을 안 하는 사람들이 많은 것 같다. 하지만 시험은 그 사람이 가지고 있는 지식뿐만 아니라 더해서 문제 해결 능력을 평가하는 것이다. 그러므로 미리 시험을 대비해서 문제 해결 능력을 키우도록 준비해야 한다.

시험 준비는 ①시험 계획표 짜기, ②날짜별 시험공부 시간 분배, ③문제풀이 순서로 진행하되, 매 시험마다 습관처럼 시험 준비가 될 수 있도록 한다.

최근 초등학교의 성적 평가 방법은 다면화되어 처음 접하는 학부모는 당황하기 쉽다. 최근 학교와 교사의 재량권이 커지면서 평가 방법이 다양하게 되어 중간학력평가(중간고사), 단원 평가, 형성 평가, 진단 평가, 관찰 평가, 면담 평가 등 대표적인 시험 종류만 6가지가 넘는다. 각 자물쇠마다 맞는 열쇠가 있듯이, 각각의 평가 방법에는 적절한 해결 방법이 존재한다.

누누이 이야기하지만 눈앞의 성적도 중요하지만 공부 습관을 기르기 위해 평소에 학교 수업 중심의 예습과 복습을 할 수 있도록 도와주는 것이 중요하다. 그리고 각 평가 방법에 맞춰서 준비를 해 보자.

교내 시험 종류는 ①단원 평가, ②수행 평가, ③중간학력평가가 주가 되는데, 각 학교마다 평가 방법의 차이는 존재한다. ①단원 평가는 몇 개 단원이 끝난 후 치르는 필기시험이고, ②수행 평가는 수시로 쪽지 시험이나 실기 평가를 통해 학습 성취도를 보는 평가다. 중간고사를 이제 다른 이름으로 ③중간학력평가라고 부른다.

각 교육청의 교육정책이 지역마다 차이가 있어서 지역별로 분류하여 시험 방법과 대비법을 알아볼 필요가 있다.

▶ 서울 지역 : 단원 평가와 수행 평가 서울지역 초등학교의 기본 평가는 객관식과 단답형으로 이루어지는 단원평가와 예체능 과목에서 실시하는 수행평가다. 서울시 교육청에서는 객관식과 주관식의 비율을 7:3으로 권장하고 있는데, 선생님에 따라서 조금씩 달라진다. 단원 평가는 여러 단원을 합쳐서 보는 경우도 있고 한 단원이 끝나고 보는 경우도 있으며 급작스럽게 시험을 볼 때도 있다. 자녀에게 단원이 끝날 때에 시험이 있다는 사실을 주지시키며, 단원이 끝날 때마다 그 단원의 내용을 정리하고 다음 단원으로 넘어갈 수 있도록 지도한다. 중간고사에 비해 범위가 좁은 단원 평가에서는 하나의 개념에 대해 깊이 물어보는 경우가 많다. 교과서 문제를 반복해서 풀면 좋은 결과를 얻을 수 있다. 교육청의 꿀맛닷컴 사이트(http://www.kkulmat.com)에서 문제를 인쇄하여 문제풀이에 익숙해지도록 도와주는 것도 잊지 말자. 수행 평가는 예체능 위주로 진행되는데, 미술은 그림 그리기, 음악에서는 악기 다루기 등이다. 간혹 국어와 영어 등에서 수행평가가 이뤄지기도 한다. 영어라면 단어를 제대로 읽을 수 있는지, 간단한 문장을 영어로 말할 수 있는지도 점검한다.

▶ 경기도 : 서술형, 논술형 수행 평가경기도 지역은 현재 서술형 평가가 전면 실시되고 있다. 객관식 중심의 단원평가보다 서술형, 논술형 수행 평가를 선호하고 있다. 서술형, 논술형 평가에서는 자기주도학습이 더욱 중요하다. 주입형이 아니라 스스로 호기심을 가지고 자료를 찾고 이해해야 오래 기억할 수 있다.수업 시간에 나온 주요 개념에 대해서 그것을 모티브로 하여 도서관이나 박물관 인터넷 등을 통해서 스스로 찾아볼 수 있도록 동기부여를 해주는 것이 중요하고 이러한 과정을 통해서 주제별 학습방법을 키워보자. 이 방법은 서울 지역에 비해 부모의 심도 깊은 관여가 필요하지만 성공한다면 자기주도학습 태도를 키우는 데 굉장히 좋을 수 있다. 하지만 부모가 관심이 없거나 바빠서 자녀의 공부에 참여하지 못하면 학습 의욕이 떨어질 수도 있다.

▶ 지방 : 중간, 기말학력평가전국 17개 시·도 교육청 중에서 서울, 경기 등을 제외한 대부분의 지역에서 중간, 기말학력평가를 실시한다. 중간, 기말학력평가는 시험 방법이나 시험 범위가 기존 중간, 기말고사와 비슷하다. 부담을 느낄 수 있지만 중간, 기말학력평가의 기본은 교과서 위주다. 그래서 교과서위주로 공부하되 각 단원 별로 달성해야 하는 학습 목표에 맞춰 학습하는 것이 중요하다. 그리고 위에서 소개한 '꿀맛닷컴' 같은 문제 은행식 문제를 많이 접하게 하여 각종 문제에 익숙해지는 것도 한 방법이다.

이상에서 초등학교 시험 공부 방법에 대해 알아보았는데, 초등학교 성적은 크게 중요하지 않아서 단지 아이가 공부에 대한 자신감을 가지는 정도의 의미만 두어야 한다. 그리고 각 지역의 시험 방식은 교육감의 생각이나 정책에 의해 수시로 변하므로 위 내용만 믿지 말고 확인하여 대비해야 한다.

국제 중학교 입시

최근 국제 중학교 입학에 관심을 가진 경우도 있는데, 초등학교에서 중학교로 진학할 경우 주목해야 할 학교는 국제 중학교 정도인데, 매년 국제 중학교 입시 전형이 바뀌기 때문에 입시 전형이 발표될 때 내용을 파악한 다음 그것에 맞게 준비해야 한다. 2015학년 입시전형은 추첨만으로 결정되었다. 2014학년도와 2015학년도 신입생 전형 요강의 내용 중 크게 달라진 부분은 전형 방법의 변화이다. 기존 방법은 초등학교 과정 서류 심사를 통해 정원의 3배수를 선발한 후, 추첨으로 최종 합격자를 결정하였다. 하지만 2015학년도는 서류심사가 없어지고 모든 지원자들 중에서 추첨만으로 최종 합격자를 선발했다. 이는 국제중학교 시험 준비를 할 필요가 없어진 것을 뜻한다. 이전에는 초등학교의 각종 서류를 만들기 위하여 성적은 말할 것도 없고, 봉사 활동, 수상 경력, 독서 기록, 생활 태도 등 모든 분야에서 우수한 가운데 하늘의 운까지 따라줘야 국제중학교에 합격할 수 있었다. 이제는 부모님의 재력과 하늘의 운만 따라주면 국제중학교에 다닐 수가 있게 되었다. 다만 국제중학교 과정이 영어식 수업과 수준 높은 학습을 요구하므로 그에 따른 준비가 많이 필요하다.

▶▶ 초등학교 시기 관리

① 교우 관계에 신경써야 한다.

아동기에는 타인과의 관계보다 가족 관계나 개인적인 자아 형성을 중심으로 발달하지만, 초등학교 고학년부터는 타인과의 관계에 관심을 갖기 시작하여 점차 공감 능력을 터득한다. 폭넓은 친구 관계뿐 아니라 깊은 만남을 이어가기 위해 여러 가지 노력을 하게 된다.

이 시기에 남학생과 여학생의 차이가 두드러지는 부분은 친구를 사귀는 방식이다. 여학생은 몸과 정서가 남학생들보다 2년 정도 빠르게 발달하기 때문에 이런 부분이 친구 사귀기에도 반영된다. 여학생들은 대화를 중심으로 친구를 사귀지만 남학생들은 운동과 놀이 등 몸으로 부딪히는 활동을 통해 친구를 사귀게 된다. 이것을 참고로 한다면 '딸의 문제는 부모와 대화로 풀고, 아들의 문제는 운동을 같이 하면서 풀면 좋다.'

간혹 친구 사귀는 것이 공부에 방해된다며 아이가 친구 사귀는 것을 꺼리는 부모도 있다. 하지만 이는 아이의 남은 인생에 큰 해를 끼치는 일이다. 부모님은 친구 관계를 통제하기보다 친구 관계를 완전히 열어 보이게 유도하는 것이 좋다. 부모가 자신의 친구를 좋아하지 않거나 관계에 개입하려는 분위기를 풍기면 아이들은 자신의 친구를 부모에게 보여주기를 꺼리게 되며 친구 관계에 대해서도 이야기하지 않게 된다.

② 저학년 시기에는 학교 적응 문제

초등학교 저학년 아이들 가운데 월요일이나 방학이 끝나고 개학 무렵에 학교에 가기 싫다고 고집을 부리는 경우를 종종 만나게 된다. 평소 아무 탈 없이 잘 다니던 아이가 갑자기 이러한 증상을 보인다면 난감하다. 더구나 이런 경우 배탈이 난다거나 잠을 잘 못 이루기도 하고, 눈을 자주 깜빡이거나 코를 킁킁거리는 등의 틱 증상이 동반되는 경우도 있다.

새 학년 또는 새 학기 시작을 앞두고 낯선 환경에 적응해야 하는 과제를 앞두고 있는 아이들의 스트레스는 어른이 생각하는 것보다 훨씬 심각할 수 있다. 물론, 대부분 아이들이 정작 학교에 다녀와서는 언제 그랬냐는 듯 평소대로 돌아오지만, 간혹 스트레스 받는 기간이 길어지고 증상이 악화되는 아이들도 있다. 따라서 아이의 증상이 단기간에 끝나는지 아니면 오래 지속되는지 눈여겨 살펴야 한다.

이런 증상이 오래 가거나 상황이 악화되면 학습 장애나 집중력 저하, 등교 거부 등을 초래할 수 있다. 이런 마음 속 스트레스가 악화되어 밤새 뒤척이거나 악몽을 꾸고 잠꼬대를 하는 통에 수시로 잠에서 깨는 불면증과 수면 장애를 동반하기도 하고, 불안감과 스트레스로 인해 눈을 찡긋거리거나 알 수 없는 소리를 내면서 입술을 가만히 두지 못하는 등의 틱장애로 나타나기도 한다. 학교에서 소변을 참지 못하고 화장실을 들락거리는 빈뇨 증상에서 ADHD 등의 증상까지 동반할 수 있으니 각별한 주의가 요구된다.

이럴 경우 너무 크게 몰아가서 어떤 질병으로 판단하고 부산을 떤다면 더 좋지 않을 수도 있다. 일부 의사들은 이런 것을 어떤 질병처럼 이름을 붙여서 문제를 키우는 경우가 많다. 하지만 이렇게 괜히 부산 떨고 우리 아이는 어떤 병이라고 속칭 '꼬리표 붙이기'를 하는 것은 피하도록 해야 한다. 또한, 아이에게 윽박지르거나 큰 소리로 혼내지 말고 아이의 심리 상태가 어떤지 세심히 살펴 대화를 시도하고 마음을 잘 보듬어 주는 것이 좋다. 상처받고 지친 아이 심정을 따뜻한 부모의 마음으로 잘 보듬어 주는 것이 제일 좋은 치료고, 이 정도로 대부분 좋아지니 걱정하지 말자.

③ 질병 관리는 아토피 피부염, 틱장애, ADHD 등에 신경써야 한다.

아토피 피부염은 초등학교 시절에 흔히 나타나는데, 피부가 접히는 부위에 대칭적으로 잘 발생하며 건조증, 가려움증, 붉은색 습진을 특징으로 한다. 서양의학에서는 근본 치료는 힘들고 치료 목표로 건조한 피부에 대한 적절한 수분 공급, 악화 요인의 제거, 그리고 가려움증과 피부염을 감소시키는 것 등이다. 피부 질환을 바라볼 때 국소적이면 부분적인 치료가 적절하고, 대칭적이면서 전신에 증상이 나타나면 피부의 문제가 아니라 내부에 문제가 있다는 뜻이다. 그래서 아토피 피부염은 피부에 증상이 나타나지만 내부에서 문제가 되었고, 그 문제는 우리 몸이 느끼지 못했던 이상 물질에 대한 과민 반응이라고 생각한다. 그래서 문제가 발생하지 않도록 인공 화학물질을 피하고 자연에 가까운 생활이 예방의 길이라고 생각한다. 치료도 화학물질을 피하고 인체가 올바른 면역 기능을 가질 수 있도록 도와주는 처방이 필요하다. 그 처방은 체질이나 몸 상태에 따라 달라지므로 한의사와 상담 후 결정될 것이다. 물론 급성기에는 피부 가려움을 해소하기 위한 습포를 할 수 있다고 생각한다.

틱증상은 이상한 소리를 습관적으로 계속 내거나, 계속 눈을 깜빡이는 등 어떤 행동을 자기도 모르게 계속 하는 것을 말한다. 특히 소리와 몸짓을 모두 하는 것을 뚜렛장애라고 구별해서 부른다. 대부분 정서적 불안정으로 초등학교 저학년 시절에 일시적으로 오는 것이 대부분이다. 나 역시 초등학교 저학년 시절에 눈 깜빡임 틱이 있었다. 의학에서는 교육과 학문적 분류를 위하여 이름 짓기를 좋아한다. 그래서 '일과성 틱장애'이나 '뚜렛장애' 등으로 부르기도 하는데, 이런 것도 불안한 아이나 부모에게 '꼬리표 붙이기'라고 생각된다. 거의 대부분 불안한 마음을 편안하게 하고 잠을 많이 자면 자동으로 해소된다.

인간이 만물의 영장인 이유는 다른 물건과 달리 스스로 치유하는 능력을 가졌다는 것이다. 너무 걱정하지 말고 아이와 매일 9시에 같이 자장가를 불러주면서 자보자. 그리고 혹시 학교에서 마음 불편한 일은 없는지 확인하고 아이의 어려운 점을 헤아려서 해결해 주면 좋아질 것이다.

ADHD는 주의력 결핍 과잉행동장애라고 생소하면서도 아주 긴 이름을 붙인 요상한 병이다. 어린 시절 학교에서 제어가 안 되는 아이들이 한두 명쯤은 있었을 것이다. 가끔 어른들 중에도 뭔가 횡설수설하고 상황에 맞지 않는 말이나 행동을 하는 산만한 사람들이 있는데, 이런 사람들이 ADHD

라고 할 수 있다. 그러니 실제 ADHD라고 불릴 만한 초등학생은 1%도 안 된다. 논문에 보면 일부 소아과 의사는 초등학생의 20% 이상이 ADHD 환자라고 한다. 나는 속으로 이 사람들은 아이를 한 번도 안 키워 봤나 싶은 생각이 든다. 아이는 성장을 하는 양적인 기운을 가졌기 때문에 속칭 설칠 수밖에 없다. 아이가 어른처럼 얌전하면 그것이 문제. 이미 앞부분에 ADHD에 대해 소개를 해놓았다. 단지 우려스러운 것은 저런 정보를 보고 우리 아이도 혹시? 하는 마음으로 괜히 그 쪽으로 끌고 가지 말라고 말하고 싶다. 그리고 정말 소수의 ADHD 환자는 모두 소아정신과 의사들의 몫이라고 여겨진다.

2. 중학교 과정

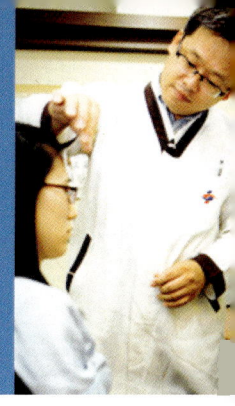

나는 자연스러운 것을 강조한다. 하지만 공부를 하려면 자연스러울 수 없다. 몸도 마음도 자연스럽지 못하다. 이런 상황에서 자연스러움과 공부라는 두 명제를 두고 줄타기를 할 수 밖에 없다. 그 줄은 사람의 가치관에 따라서 달라질 수 있다. 내가 제시한 가이드라인은 수험생 진료를 하면서, 그리고 오랜 수험 생활과 자녀 교육을 하면서 만들어진 어느 정도 절충된 것이다.

중학교 과정이 이 딜레마가 적용되는 구간이다. 중학교 과정에서 전인교육을 목표로 삼느냐, 아니면 특목고를 염두에 둔 포석을 할 것이냐에 공부 방법과 생활 태도가 결정된다.

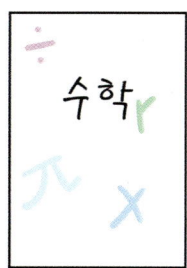

중학교 공부는
영어와 수학이 중요하다!

▶ 중학교 공부

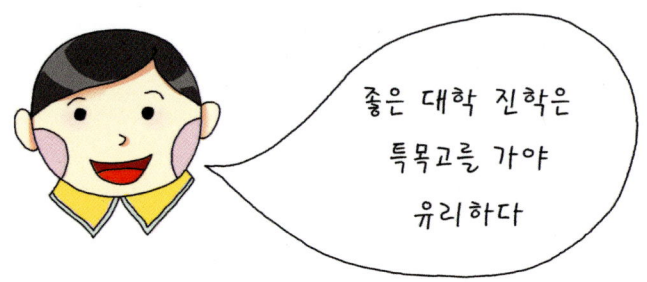

좋은 대학에 진학하기 위한 중학교 과정 시험 공부는 크게 두 가지로 나뉜다. 특목고를 통해 대학 진학에 유리한 위치를 차지하겠다는 전략이 첫째다. 다음으로 중학교 공부는 영어나 수학에 대한 기본만 어느 정도 잡으면서 일반고나 자율고를 통해 대학에 진학하겠다는 전략이다.

좋은 고등학교를 가기 위한 중학교 공부에 대해 말을 많이 한다. 하지만 우리 목표는 좋은 고등학교에 들어가는 것이 아니라, 최종 결론인 좋은 대학교에 들어가기 위해 공부를 하는 것이다. 다만 좋은 대학교에 가기 위해 좋은 위치를 점유해야 하는데, 그 좋은 위치가 좋은 고등학교일 뿐이다. 이 말은 좋은 고등학교에 가기 위한 노력은 하되 조금 잘못되었다고 포기하지 말아야 하고, 조금 잘 되었다고 자만하다가는 최종에서 실패하기 쉽다는 의미다.

중학교 과정의 공부도 공부 습관을 기르기 위한 과정이다. 또한 공부라는 것은 평생에 걸쳐 해야 하는 것이고, 그 공부의 기본 자세는 중학교 과정에서 생기는 것이 아닌가 싶다. 중학교 공부 과정의 세세한 내용은 인터넷에 검색을 해 보면 각 과목에 대한 접근법이 많이 나온다. 중학교 교육과정에서 인성교육이나 전인교육 등을 강조하지만 학부모 입장에서는 좋은 대학에 진학하기 위한 공부에 집중할 수밖에 없는 실정이다. 그래서 실제적인 중학교 과정은 고등학교 교육 과정에 조금 더 쉽게 안착하기 위해 영어와 수학 과목에 치중할 수밖에 없고, 일선 학원가에서는 심지어 중학교 과정은 영어와 수학만 잘 잡으면 된다고도 한다. 나 역시 같은 의견이다. 너무 세세한 과목에 치중하다 보면 본질이 흐려지기 쉽기 때문에 한 마디로 영어와 수학이라고 콕 집어서 말하고 싶다. 다른 과목들은 고등학교 과정에서 충분히 따라갈 수 있지만, 영어와 수학은 중학교 과정부터 차근차근 기초를 밟아 가야 하기 때문이다.

요즘은 특목고 전성시대이다. 입시 결과를 보면 서울대학교와 각종 의대, 치대, 한의대 등 좋은 대학 합격자는 특목고 출신이 과반수 이상을 차지한다. 특목고가 공부를 잘 시켜서 그렇게 좋은 결과를 내기도 했겠지만, 공부에 대한 자질이 있고 공부하기 위한 자세가 갖추어진 학생들이 입학을 많이 하기 때문이기도 할 것이다. 그래서 중학교에 진학을 한다면 특목고 입시를 깊이 고려해야한다. 만일 과학고나 외고 같은 특목고에 진학할 계획을 가지고 있다면 각 고등학교의 입시 전형에 관해 주의 깊게 확인하고, 그 전형 방법의 변화 등을 수시로 파악하여 그것에 맞는 내신 관리 공부가 더 필요하다. 특히 내신 관리를 위해서 전 과목에 걸쳐 성실한 태도로 공부하는 자세가 갖추어져야 하고, 각 과목에서 심도 있는 기초 개념 파악과 함께 문제 풀이를 통해 응용력을 길러야 한다.

▶ 중학교 시험의 특징과 준비

초등학교 공부와 마찬가지로 중학교 성적도 어느 정도 부모의 관심에 따라 좌지우지된다. 그 성적은 장차 고등학교 실력의 밑거름인 자신감으로 돌아오게 된다. 중학교 성적 관리를 위한 부모의 관심은 중학교 성적 산정과 교과별 진도 계획 등에 관한 정보를 획득하는 것에서 시작된다. 그 정보는 '학교 알리미 사이트(http://www.schoolinfo.go.kr/index.jsp)'를 이용하면 된다. 사이트에 접속해 '학교명으로 찾기' 코너에서 자신의 학교를 검색한 뒤, 그 학교에 대한 정보를 찾으면 된다(상세 정보 → 학업 성취도 → 학년별 교과별 성적 사항). 여기에서 정보를 찾아보고 그 내용에 맞게 중간고사, 기말고사, 수행평가를 준비하는 것이 제대로 된 방법이다.

① **중간고사, 기말고사**

중간고사나 기말고사는 두 단계에 걸친 공부가 필요하다. 개념과 악과 교과서 내용에 대한 공부를 먼저 한 후, 다음 단계로 문제 풀이를 통하여 응용력을 기른다. 대개 중학교 과정에서 중간고사나 기말고사는 교과서 범위를 벗어나는 경우가 드물기 때문에 성실한 공부 자세와 시험 범위에 대한 문제 풀이가 같이 이루어진다면 좋다.

우리 목표는 대입이기 때문에 그 중간 다리인 중학교 공부의 목표는 좋은 고등학교에 가기 위한 공부와 고등학교 공부를 위한 기초를 닦는 공부로 나눌 수 있다. 그래서 중학교 공부는 국영수 공부라고 해도 과언이 아니다. 공부 방법은 공부 실력에 따라 초점이 달라진다.

상위권 학생이라면 국영수 과목을 완벽하게 익히면서 주요 과목은 심화 학습을 하도록 한다. 중상위권은 국영수 외에 사회 과목이나 과학 과목 모두 관심을 가지되 국영수에 좀 더 초점을 맞추어 하는 것이 유리하다. 중하위권은 죽는 한이 있어도 국영수 과목 위주로 해야 한다. 특히 영어, 수학을 포기하면 나중에 고등학교에 진학했을 때 성적 향상의 기회가 아예 없어지기 때문이다. 그리고 국영수를 어느 정도 잡아야 중학교 성적도 올라갈 수 있다.

② **수행 평가**

중학교에서 상위권 아이들은 국영수뿐만 아니라 다른 주요 과목에서도 좋은 성적을 골고루 획득하는 것을 기본으로 여긴다. 특히 일부 남학생들의 경우 성실성이 떨어져서 쉽게 받을 수 있는 수행 평가에서 점수를 잃게 되는 경우가 발생하기도 한다. 대부분 수업참여도나 쪽지 시험, 과제 수행 등을 평가하는데, 각 학교별 자세한 내용은 위에서 소개한 학교 알리미 사이트를 참고해야 한다. 특히 예체능의 경우 수행 평가가 대부분이기 때문에 특히 수행 평가에 신경을 써야 한다.

일부 학부모는 수행 평가 때문에 스트레스를 받는 경우도 있다. 이것저것 챙겨야 할 것도 많고 쩨쩨하게 자질구레한 것으로 점수를 매겨서 아이들을 옭아매는 느낌이라고도 한다. 하지만 너무 교육제도에 대해 이런 저런 평가를 하지 말고 성실히 학생 본연의 자세를 지키는 마음을 기르도록 도와주는 것이 좋다. 또, 공부에 앞서서 성실성이야말로 먼 훗날을 생각하면 가장 중요한 덕목이 아닌가 싶다.

③ **고등학교 입시**

고등학교 입시를 대비하게 위해서는 먼저 우리나라 고등학교 유형에 대해 파악해야 한다.

아래 2014년 현행 고등학교 유형 비교표는 교육청 홈페이지 자료인데 일목요연하게 잘 나와 있다. 이 표에는 나오지 않는 영재학교도 "영재교육진흥법"이 정하는 방법으로 고등학생을 선발한다. 영재학교는 경기 과학고, 광주 과학고, 대구 과학고, 대전 과학고, 서울 과학고, 세종 과학예술 영재학교, 한국 과학 영재학교(부산) 등 전국에 걸쳐 7개교가 있다. 영재학교는 전기전형에서 고등학생을 선발하지만, 전기전형 고등학교 중에서도 4월에 가장 먼저 선발하므로 영재학교에 불합격하더라도 전기전형 특수목적고, 특성화고, 자율형 사립고에 지원 가능하다. 특목고는 '과학고', '외국어고·국제고', '예술고·체육고', '마이스터고' 등 크게 4종류로 나뉜다.

시기에 따른 고등학교 입학전형은 크게 전기와 후기로 구분된다.

- 전기 : 영재학교, 특수목적고, 특성화고, 자율형 사립고
- 후기 : 일반 고등학교(자율형 공립고 포함)

여기에서 유념해야 할 부분은 영재학교(서울과학고 등 전국 7개)는 우선 선발하여 불합격한 경우 전기 고등학교에 지원이 가능하다. 그리고 특수목적 고등학교 중 과학 계열, 외국어 계열 및 국제 계열의 학교와 자율형 사립고등학교는 교육감의 승인을 얻어 '자기주도학습 전형'으로 학생을 선발한다. 여기서 자기주도학습 전형이란 학생의 자기주도학습 역량과 인성을 중심으로 창의성과 잠재력 등을 입학 담당관들과 입학 전형위원회가 종합적으로 고려하여 창의성과 잠재력 있는 학생을 선발하는 전형을 말한다. 고등학교 입시 개괄에 대한 부분은 교육청 사이트(http://www.moe.go.kr/web/100088/site/contents/ko/ko_0350.jsp?selectId=41007)를 수시로 확인하여 참고하는 것이 좋다.

【현행 고등학교 유형 비교표】

구분		일반고	특목고				특성화고		자율고	
			과학고	외국어고·국제고	예술고·체육고	마이스터고	특성(직업)	체험(대안)	자율형 사립고	자율형 공립고
개요	목적	중학교 교육 기초 위에 중등교육 실시	과학 인재 양성	외국어에 능숙한 인재 양성 (외국어고)/ 국제 전문 인재 양성 (국제고)	예술인 양성 (예술고) 체육인 양성 (체육고)	전문적인 직업 교육을 위한 맞춤형 교육과정 운영	소질과 적성 및 능력이 유사한 학생을 대상으로 특정분야 인재 양성	자연 현장 실습 등 체험 위주 교육	·학교별 다양한 교육 실시, 사립학교의 자율성 확보	·교육과정, 학사운영의 자율성 제고 및 전인교육 구현

개요	현황	1,299교	20교	외고(33개교) 국제고(4개교)	40교(예술 25/체육 15)	21교	670교	23교	50교	58교
	모집단위	지역/광역단위	광역단위	광역단위	전국단위	전국단위	광역/전국단위	광역/전국단위	광역단위	광역단위
학생선발	입학전형	평준화: 추첨·배정 비평준화: 내신+선발고사	자기주도학습전형+과학창의성전형	자기주도학습전형으로 선발	내신, 면접, 실기 등	내신, 면접, 실기 등	내신, 면접, 실기 등	내신, 면접, 실기 등	평준화: 추첨 등 (내신 성적 반영) 비평준화: 자기주도학습 전형 (필기고사 금지)	평준화: 선지원 후추첨 비평준화: 학교 자율 (필기고사 금지)
	사회적 배려 대상자	-	자기주도 학습 전형의 20%	20% (사립학교는 연차적으로 확대)	-	-	-	-	모집정원의 20%	-
교육과정 (2009 개정 교육과정 기준)		필수이수단위 116단위	필수이수단위 72단위 전문교과 80단위 이상	필수이수단위 72단위 전문교과 80단위 이상	필수이수단위 72단위 전문교과 80단위 이상	좌동 (학교별 교육과정을 자율운영 가능)	필수이수단위 72단위 전문교과 80단위 이상	필수이수단위 72단위 (시·도 지침으로 조정 가능)	필수이수단위 58단위 이상 교과군별 이수 단위 준수 의무 없음	필수이수단위 72단위 교과군별 이수 단위의 50% 증감

④ 왜 특목고 입시에 매달리는가?

아래 자료는 2014학년도에 서울대학교 30명 이상 합격한 고등학교 17개 학교를 표로 나타내었다. 이 표를 보면 왜 특목고 입시에 관심이 쏠리는지 단번에 알 수 있다. 이 표도 놀랍지만 내용을 자세히 살펴보면 더 놀라운 사실이 숨어 있다. 아래 표는 합격자 숫자에 대한 절대적인 숫자만 나타내었다. 하지만 고등학교 졸업자 숫자 대비 서울대학교 합격자 숫자를 본다면 특목고의 입시 경쟁력에 대해 경악을 금할 수 없을 것이다. 그 다음 생각해 봐야 할 것은 서울대학교는 국립대학교이기 때문에 입시 전형에서 일반 고등학교를 위해 각종 배려가 있다는 것을 알아야 한다. 가령 학교장 추천, 지역 균형, 농어촌 특별전형 등의 이름으로 불균형 해소를 위한 전형 방법을 사용한 것이 우리 눈에 보이는 각 고등학교별 서울대학교 합격자 숫자 결과라는 것이다. 그러니 일반 고등학교 출신이 일반전형으로 서울대학교에 합격하기는 정말 어렵다는 의미이다. 여기에 의대, 치대, 한의대 등 학교보다는 학과를 생각하여 진학하는 것까지 감안한다면, 특목고와 일반 고등학교의 좋은 대학과 학과 진학 능력 차이는 상상 이상이 될 것이다. 물론 고등학교 교육이 전인교육을 위주로 해야 한다고 말한다면 할 말은 없다. 하지만, 우리는 엄연히 대학 졸업장에 모든 것을 걸어야 하는 사회에 살고 있다면 특목고 진학은 좋은 대학 진학의 첫 관문이 되지 않을까?

학교	고교 유형	합격자 수(명)	비고(2013)
대원외고	특목고(외국어고)	95	83
용인외고	자율형사립고	92	45
서울과학고	특목고(과학영재학교)	90	82
경기과학고	특목고(과학영재학교)	74	57
서울예술고	특목고(예술고)	70	79
하나고	자율형사립고	66	44
세종과학고	특목고(과학고)	56	30
삼산고	자율형사립고	54	52
민족사관학교	자율형사립고	51	42
한국과학영재학교	특목고(과학영재학교)	37	29

명덕외고	특목고(외국어고)	36	36
한성과학고	특목고(과학고)	36	30
대구과학고	특목고(과학영재학교)	35	**
대일외고	특목고(외국어고)	35	41
한영외고	특목고(외국어고)	35	19
선화예술고	특목고(예술고)	34	33
현대청운고	자율형사립고	32	27

비고 : 2013은 최종 등록자 기준

⑤ 어떤 학생들이 특목고 입시 준비를 하는가?

위에서 말했듯이 특목고의 좋은 대학과 좋은 학과 진학률은 상상을 초월할 정도로 좋다. 그래서 실력만 된다면 특목고를 가야 유리하다. 교육부에서 분류한 특목고는 이름만 그렇게 분류했을 뿐이고, 실제 대입에서 좋은 대학에 보내는 데 유리한 특목고는 영재고, 과학고, 외고, 국제고, 전국단위 자사고의 5가지를 말한다. 일부 학부모는 특목고와 특성화고도 헷갈리는 분이 있었다. 이것은 '나이키' 사러 갔다가 짝퉁인 '나이스'를 사오는 격이다.

- 전 과목 성적이 고르다면 전국단위 선발 자사고를 지원하라.

  전 과목 성적이 우수하다면 전국단위 선발 자사고를 고려해보는 것이 좋다. 대부분의 전국단위 선발 자사고는 중학교 3학년 1학기의 성적을 가장 많이 반영하고 민족사관고, 하나고, 북일고 등은 1학년 성적부터 반영하므로 1학년 때부터 열심히 해야 한다. 특히 수학에 자신 있다면 수학에 가중치를 주는 상산고, 용인외고, 광양제철고, 현대청운고 등을 지원해보는 것도 좋은 전략이다.

- 영어에 자신 있다면 외고, 국제고를 지원하라.

  외고는 영어과, 일본어과, 중국어과 등 전공별로 선발하고, 국제고는 따로 전공과 구분 없이 일괄 선발한다. 외고는 영어와 전공 외국어 전문 교과단위 수가 최소 80단위 이상이므로 외국어의 비중이 매우 높다. 국제고는 국제정치, 국제문화 등 국제계열 교과를 심도 있게 공부한다. 외고나 국제고를 졸업하면 대학 진학 시 외국어특기자전형, 글로벌전형, 국제전형을 통해 합격하기가 유리하다.

- 수학, 과학에 자신 있다면 과학고, 영재고를 지원하라.

  과학 영재고와 과학고는 중복하여 지원 가능하기 때문에 과학고를 준비한다면 과학영재고 입시에도 도전해보는 것이 좋다. 과학영재고는 과학고, 외고와 복수지원이 가능하기 때문에 대부분 과학영재고를 지원한 후 탈락하면 과학고나 외고를 지원할 수 있다.

⑥ 특목고 구체적 입학전형

특목고 입시에 대해서는 각 학교별 입학전형에 대해 먼저 파악해야한다. 입학 전형은 매년 수시로 변경되기 때문에 지원하고자 하는 각 학교 홈페이지에 가서 확인을 꼭 하는 것이 좋다.

- 외국어고등학교

  외고와 국제고의 자기주도학습 전형은 1단계와 2단계로 진행된다. 1단계에서는 중학교 4학기 영어 내신 성적과 출결 상황 점수로 1.5배~2배를 선발한다. 2단계에서는 생활기록부, 자기개발 계획서, 교사 추천서를 평가하고 면접을 실시하여 최종 선발한다.

- 국제고등학교

  국제고 입시 전형은 외고와 같다. 다만 국제고는 외고와 달리 전공별로 선발하지 않는다.

- 과학고등학교

  전국에 20개 과학고가 있다. 자기주도학습 전형과 과학 창의성 전형으로 모집한다. 즉, 1단계에서 학교생활기록부II, 자기소개서, 교사추천서 등 제출 서류 평가 및 방문 면담을 통해 자기주도학습능력, 잠재력, 인성 등을 종합적으로 평가하여 모집 인원의 1.5배수를 소집 면접 대상자로 선정한 다음 2단계로 소집 면접하여 최종 합격자 선정한다.

- 과학영재학교— 전국에 6개 있다. 4~5월에 입시 시작

과학영재학교는 과학고 진학 희망 학생과 이공계 지망 상위권 학생 중 1, 2학년도 지원할 수 있다. 그리고 과학영재학교는 4~5월에 입시가 시작되며, 지원 후 탈락하더라도 과학고나 외고를 지원할 수 있다.

- 자율형 사립고

전 과목 성적이 우수한 학생이 유리하다. 대부분의 자사고는 중학교 3학년 1학기의 성적을 가장 많이 반영한다. 민족사관고, 하나고, 북일고 등은 1학년 성적부터 반영한다. 그리고 상산고, 용인외고, 광양제철고, 현대청운고 등은 수학에 가중치를 준다. 자사고는 전국에 49개교가 있다. 서울에 25개가 몰려 있고, 나머지 시·도에는 1~3개교 정도다. 서울(25교) 부산(2교) 대구(4교) 인천(1교) 광주(2교) 대전(3개) 울산(2교) 강원(1교) 경기(2교)이다. 이들 학교는 대부분 광역단위 선발 자사고이고, 대부분 성적제한 없이 추첨으로 선발한다.

서울-하나고, 울산-현대청운고, 강원-민사고, 경북-포항제철고, 전남-광양제철고, 전북-상산고 등 이전의 자립형 사립고는 전국단위 선발 자사고로 바뀌었다.

두 종류의 자사고는 과거에 자기소개서와 면접이 필요했다. 그래서 자사고 지원을 위해 자기소개서에 각종 학교 건학이념과 연계하여 지원 동기, 활동 계획과 진로 계획, 본인의 인성을 나타낼 만한 개인적인 경험 등을 요구하기도 하였다. 하지만 2015학년 선발에는 광역단위 자사고에서는 추첨으로 1.5배수 선발한 다음 자기주도학습, 학교생활, 봉사활동, 체험활동, 진로·

진학 학습 계획 등에 대한 면접을 통해 잠재능력을 갖춘 학생을 선발했다. 이렇게 매년 입시전형이 변경되므로 각 교육청 홈페이지를 수시로 방문해서 내용을 참고하는 것이 좋다. 서울시 교육청 홈페이지를 예로 들면 전자민원 → 진학안내 → 고입자료실 → 고입전형 기본계획이 매년 9월에 게시되니 확인해보자.

고입전형에 대한 정보는 인터넷이나 진학지도 담당 선생님이 있기 때문에 여기서는 간단히 소개하고 넘어간다. 더 정확한 정보는 각 시도 교육청과 교육부 홈페이지를 조사하여 확인하는 습관을 기르도록 하자. 이렇게 내 눈으로 정확한 조사를 안 하고 다른 사람들이 하는 것을 따라 하거나 눈치로 중학교 교육을 넘기려는 것은 룰도 모르고 고스톱 쳐서 돈을 따려고 하는 것과 같다.

▶ 중학교 시기 관리

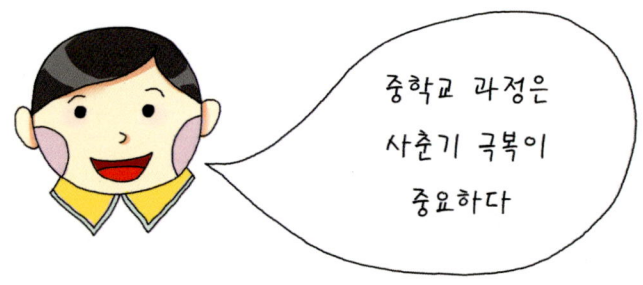

① 사춘기 관리

'중2병'이라는 말이 있다. 사춘기를 이르는 말이다. 또 어떤 이들은 중2들을 외계인이라고 부르기도 한다. 보통 이 시기에 사춘기라는 터널의 절정을 통과하기 때문이다.

　우리 한의원에도 자녀의 사춘기 문제 때문에 고민을 한가득 안고 찾아오는 부모들이 많다. 초등학교 때만 해도 말 잘 듣고 순하던 아들이 어느 날부터 입을 다물고 묻는 말에만 겨우 "예, 아니요"라고 대답한다며 답답해한다. 또 딱히 말썽을 부리는 건 아닌데 말하는 것도 뚱하고 행동도 어찌나 굼뜨고 마음에 안 드는지 힘들어 죽겠다고 하소연한다. 부모들만이 아니다. 중학교 교사들도 "아이들이 대체 무슨 생각을 하고 있는지 머릿속을 한번 들여다보고 싶다."고 소리를 높인다.

　빠르면 초등학교 고학년부터 시작해 늦게는 고등학교까지도 이어지는 사춘기는 중학교 3년 간 아이들의 생각과 행동을 지배한다. 사춘기가 대체 무엇이기에 여기저기서 이 난리인가? 재미있는 사실은 아프리카 부족의 10대에게는 사춘기가 없다는 것이다. 그곳에서는 아이에서 성년식을 치르고 바로 어른이 되기 때문이라고 한다. 결국 사춘기는 문명화된 사회에서만 나타나는 현상이라는 이야기다. 사춘기의 터널을 통과하는 아이들은 신체적으로는 거의 성인에 가깝게 성장한다. 그럼에도 문명화된 사회에서는 '교육'이라는 이름으로 그들을 여전히 보호 받고 통제해야 할 '아이'로 바라보기 때문에 사춘기의 고통이 뒤따른다는 이야기다.

　정리하자면, 자녀는 이미 어린 시절의 자신이 아닌데 부모는 여전히 자녀를 어린아이로 대하는 데서 오는 괴리가 사춘기의 열병으로 드러나면서 자녀와 부모 모두를 아프게 하는 것이다. 그 괴리가 크면 클수록 갈등의 골은 깊어질 수밖에 없다. 게다가 중학생은 아직 어린 초등학생과 본격적인 수험생으로 대접받는 고등학생 사이에 끼어 어른들의 관심에서도 살짝 비켜 서 있다. 자신을 특별한 존재로 봐주길 바라는 중학생들로서는 참으로 마음에 안 드는 구조인 것이다.

▶ 사춘기는 여자아이의 경우 12세 전후 시작되고, 남자아이는 14세 전후 시작된다고 보고 있다. 중학교 시절이 사춘기인 셈이다.
▶ 사춘기의 특징은 성호르몬으로 인한 2차 성징의 발현, 신체의 빠른 성장 발달, 자율과 독립을 특징으로 하는 심리적 사회화라고 말할 수 있다.
▶ 사춘기 신체 성장 발달 중에 머리나 손발 같이 말단 부위가 먼저 자라고, 팔 다리가 조금 늦게 성장한다던지, 성기나 음모의 성장 등으로 자신의 외모 변화에 대해 불안을 가지게 된다. 그래서 자신의 신체나 외모를 다른 사람과 비교하는 경우가 많아지게 되는데, 이것도 사회화의 일종이다. 또한 이런 마음이 또래 의식을 만들게 된다. 자기 몸이 변화해 가는 과정 중에 비슷한 또래끼리 서로 관찰을 하며 자신의 모습이나 행동, 생각이 정상적인 모습인지 확인을 하고 싶은 마음도 내포되어 있는 것이다. 즉 같은 또래끼리 외모에 대한 관심이 커지고 좋아하는 음악이나 관심사를 공유하게 되는데, 이런 것은 사회화의 일종으로 그 사회에서 낙오되지 않기 위한 몸부림이라고 볼 수도 있다. 그 와중에 내 몸과 마음의 상태는 굉장히 불안정하여 남에게 보여주기 불편한 상태가 된다. 이것은 다른 사람의 성적표나 평균 성적을 보고 싶고 내 성적은 보여주기 싫은 상황과 같다.
▶ 또 다른 부수적 특징은 정신적 사고가 발달하면서 추상적 사고력이 발달하여 명확한 논리적 사고를 지향하게 되어 주변의 많은 것들이 불합리해 보이게 된다. 그래서 기존 사회가 모순으로 보이게 되어 어른 사회에 대해 부정하고 자기의 이상이나 가치를 만들게 되는 것이다.
▶ 초등학교 친구 관계는 나이, 이웃, 학교에서 맺어준 조건이나 환경에 따라 단순 놀이 친구 관계가 형성되지만, 사춘기가 되면서 부모의 품을 떠나서 사회화 과정 중에 만난 상태라서 정서적인 내면 관계를 형

성하여 성격 발달에 중요한 의미를 가지고 있다. 더구나 성적 호르몬으로 인한 성충동과 성적인 행동으로 이성 친구에 대한 관심이 늘어가고 이성 친구를 통해 자아 존중감과 성적 정체감을 가지려고 한다.

위에서 말한 사춘기의 이런 특징 때문에 여러 가지 문제를 야기하는데, 특히 우리나라 청소년들은 학업이라는 어려운 문제를 같이 가지고 있어서 그 사이에 많은 갈등이 발생한다. 즉 사춘기의 자연스러운 성적 발달은 신체적 내적 갈등을 유발하고, 자율과 독립, 이상을 향한 논리 관념은 기존 어른들의 생각과 많은 충돌을 유발하게 된다. 여기에 공부에 대한 의무가 겹쳐서 부모와 외적 갈등, 자기 자신과 내적인 갈등이 발생하게 된다.

사춘기 시절이 힘들수록 부모의 역할이 중요하다. 대개 사춘기는 중학교 시절에 많이 다가온다. 하지만 우리나라 교육환경과 맞물려서 전 인생에 걸쳐 가장 어려운 시기 중의 하나다. 사춘기는 생물학적으로 두 가지 면에서 특징이 있는데, 골격의 성장과 2차 성징의 발달이다. 더불어 부모로부터 심리적 독립을 추구하는 시기이다. 그래서 옷차림, 머리 모양, 학업, 친구 관계, 식성 등 모든 면에서 부모와 마찰이 생기기 쉽다. 부모의 경우도 자식들에게 애착하게 되어 그로 인한 불안한 마음을 잘못 처리하여, 분노와 같은 잘못된 비적응 행동이 나타나기도 한다. 하지만 사춘기 과정을 거치면서 여러 방면으로 새로운 가치관을 받아들이게 된다. 새로운 도덕관과 새로운 인생관이 생기는 시기이므로 공부뿐만 아니라 인생 전반에 걸친 가치관과 자기 조절 능력을 기를 수 있도록 도와주는 것이 좋다.

▶ 우선 자녀를 이해하는 마음을 가져야 한다. 사춘기의 자녀들은 인간의 생애에 주어지는 정신과 육체의 폭풍 성장기를 겪고 있는 것이다. 따라서 부모가 자녀의 사춘기를 이해하고 함께 준비해야 한다. 사춘기는 한층 성숙한 사고력을 갖추기 위한 준비 과정이며 성장의 기회라는 것을 이해하고 격려해야 하는 것이다. 자녀들은 여러 방면으로 새로운

가치관을 받아들여 새로운 도덕관과 인생관이 생기는 시기이다. 따라서 공부뿐만이 아니라 인생 전반에 걸친 가치관과 자기 조절 능력을 기를 수 있는 기회가 되도록 도와야 한다.

이럴 때 부모로서 가져야 할 긍정의 마음을 생각해 보았다. 내 자식이 내 말을 아주 잘 듣고 잘 따라한다고 생각해 보자. 그러면 한편으로는 기분이 좋지만 그 자식은 내 아류밖에 되지 않을 것이다. 내 자식이 내 아류가 되어서야 되겠는가? 최소한 나보다 나은 인간이 되어야 하고, 나를 극복하려면 내가 하는 방법과 내 말만 따라서는 안 된다. 내 말 안 듣는 자식은 이제 나를 극복하려는 자식, 나보다 뛰어난 자식인 것이다. 그러니 엇나가고 애먹이는 자식을 보면 '이놈의 원수'라고 여기지 말고, 현 시대가 요구하는 내 수준보다 더 높은 능력을 갖춘 우리 아이라고 여기자.

▶ 사춘기를 지나는 여학생은 무엇보다 감정의 기복이 심하다. 그래서 자신의 감정을 표현하는 데도 적극적이 된다. 따라서 사춘기 딸과 수시로 깊이 있는 대화를 함으로써 서로 친밀감을 유지해야 한다. 그와는 반대로 남학생들은 자신의 감정 표현에 서툴러 말수도 줄어들고 묻는 말에만 간신히 대답할 뿐이다. 이런 아들과는 대화보다 땀을 흠뻑 흘리는 운동을 함께 함으로써 자녀의 감정을 이해할 필요가 있다.

▶ 사춘기 아이들이 겪는 괴로움 중 친구 관계를 빼놓을 수 없다. 이 시기에는 친구가 세상 전부라고 여겨질 만큼 절대적인 위치를 차지하므로 부모도 자녀의 친구 관계에 관심을 기울일 필요가 있다. 다만, 너무 근거리에서 밀착 관찰하기보다는 반걸음 떨어진 위치에서 조용히 바라보다가 자녀가 친구 관계로 인해 힘들어하는 기색을 내비칠 때 조용히 손을 내밀어 도움을 주어야 한다. 이때도 부모가 직접 나서서 해결해 주기보다는 여러 대안을 제시하여 자녀 스스로 헤쳐나갈 수 있도록 해야 한다. 그 과정에서 자녀는 사회성과 공감 능력을 키우게 된다.

▶ 설문 조사에 의하면 사춘기 극복 최고의 비책은 격려라고 한다. 부모로서 관심과 관용의 온화한 접근이 필요하다. 억압보다는 논리적 설득이 적절한데, 사춘기는 논리적 사고를 지향하고 있기 때문이다. 물론 가끔씩 적절한 충고도 어느 정도는 곁들여야 하리라.

여기에 추가하고 싶은 것은 장애 청소년의 사춘기에 대한 부분이다. 장애를 가지고 있으면 사춘기에 접어들었을 때 자기가 다른 친구와 다르다고 느끼면서 소외감과 자기 자신에 대해 부정적인 마음을 가지게 되기 쉽다. 더 나아가 또래 집단에 어울리지 못하여 사회화가 다소 늦게 발달하기도 한다. 그래서 사춘기 시절에 친구들과 어울리지 못하고 책만 본다던지 하여, 또래 집단에서 농담, 유행어 같은 언어 표현까지 달라져서 더 폐쇄적으로 될 수 있다. 장애가 없는 아이들 입장에서도 장애아와 만날 때 어떻게 대해야 할지 두렵고, 상대방이 마음에 상처 받을까봐 두려워서 장애아들을 피하는 경우가 많다. 하지만 장애 청소년도 똑같은 사춘기를 거치며, 일부는 더 어려운 시기를 지나고 있다는 것을 잊지 말아야 한다. 이런 마음속 어려운 처지를 극복하기는 참으로 힘들 것이다. 하지만 어려운 만큼 그런 과정을 극복해 낸다면 인생을 살아가면서 웬만한 고통은 잘 감내할 수 있으리라 생각한다. 작은 것부터 성취감을 느끼게 해주고, 부모로서 신뢰감을 심어주어, 늦지만 다소 길어질 사춘기에 대비하는 것이 좋을 것이다.

② **게임 중독**(스마트폰 중독)

남학생의 경우 중고등학교 시절 가장 많이 빠지는 문제가 게임 중독이다. 처음에는 호기심과 재미로 시작한 것인데, 시간을 헛되이 날리고 결국 파멸로 치닫게 되는 것이다. 게임 중독 초기에는 부모의 기대를 저버린 죄책감과 공부해야 할 시간을 날린 안타까움이 찾아오지만 곧이어 자포자기 상태

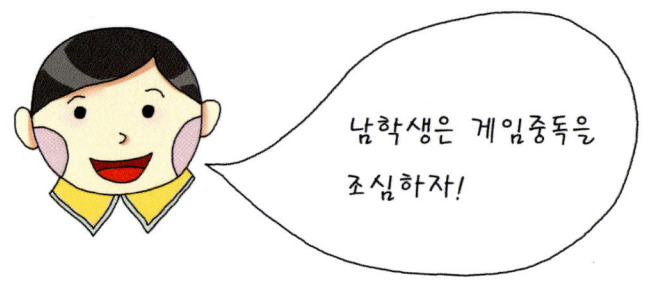

로 '어떻게 되겠지.' 하는 마음으로 깊은 수렁에 빠지고 만다. 게임 중독은 게임에 대한 병적인 집착을 가지고 있으며, 게임에 대한 내성으로 점점 더 강하고 자극적인 게임으로 진행된다. 만일 게임을 못하게 되면 불안해지고 초조해지는 금단 증상이 발생하며, 일상생활 장애를 동반한다는 특징이 있다. 최근 게임의 경향은 인터넷을 통한 온라인게임과 스마트폰의 애플리케이션을 통한 모바일게임이 대세다.

일반적으로 게임 하면 단순히 즐기기 위한 것인데 무슨 큰 문제인가라고 생각하기 쉽지만, 게임 중독 단계에 이르면 문제가 심각해진다. 게임할 때와 현실에서 집중력의 차이를 보이는데, 현실 생활과 공부하는 데 집중력 문제가 발생한다. 그리고 가상현실과 현실의 구분이 모호해지기도 하며, 현실에서는 학업 성적도 좋지 않고 무능력하지만, 게임 세계에서는 능력을 발휘하며 그 능력에 따른 보상을 받는 듯한 느낌을 가진다. 이런 시간이 누적되면서 시간 낭비로 학업 성적은 끝없이 추락하고 학업과 미래에 대한 포기 상태로 이르러서 '될 대로 되라'는 식이 되기도 한다. 이런 상황에서 게임을 금지하면 반항심을 가지며 심한 분노 반응과 함께 등교거부를 하기도 한다.

나는 박사학위 논문 주제로 중독 증상에 대한 연구를 하였다. 게임 중독의 경우, 초기에 게임을 하게 되면 즐거움을 느끼며 중뇌 변연계에서 도파민이 나오게 된다. 게임을 계속 하게 되면 더 깊은 세계에 빠져들게 되는데 다음과 같은 감정 상태로 들어가는 것이다. 만일 게임에서 패배를 한 경우에는 '잘하면 이길 수 있을 것 같은 아쉬움'을 느끼고, 만일 게임에서 승리하면 '더 큰 보상을 위한 것을 찾게 되는' 단계에 들어간다. 즉 아쉬움을 해결하기 위해 게임을 더 하거나 더 큰 즐거움을 느끼기 위해 어려운 게임 단계에 들어가게 되는데, 이 단계를 정적 강화 단계라고 부른다. 이제 게임을 중단하게 되면 금단 증상이 나타나게 된다. 게임을 중단하면 계속 게임이 생각나고 어떤 때는 불안하기도 하여, 금단 증상의 괴로움을 이기기 위하여 다시 게임을 하게 된다. 이후 게임이 재미있어서 하는 것이 아니라 게임을 위한 게임의 단계로 들어가게 된다. 말 그대로 도끼자루가 썩는 줄 모르는 단계가 되어 자포자기에 이르게 되는 것이다.

이제 금단 증상 때문에 게임을 하지 않으면 불안, 초조, 좌불안석하고 우울, 무기력, 공허함을 느끼기도 한다. 또한 부모의 눈을 속이기 위하여 거짓말도 하게 되고, 성격은 충동적으로 변하여 인내심이 없고 주변 사람들에게 화를 쉽게 내게 된다. 그리고 결국 자기만의 세계에 몰입하여 비현실적인 감각을 가지게 되는 것이다. 이렇게 결국 모든 에너지를 게임에 집중하여 소모해 버리고 인생을 망치게 된다. 나는 설득과 지시만으로는 게임 중독에서 벗어나기 어렵다고 생각한다. 이미 중독 상태이므로 게임을 못하게 하면 금단 증상으로 인해 더 문제만 야기될 뿐이다. 그리고 본인 스스로는 치료에 대한 동기가 전혀 없는 상태이므로 부모가 나서서 문제를 해결할 수밖에 없다.

게임 중독은 초기에 잡지 않으면 해결이 힘들다. 그래서 초기에 증상이 보이기 시작하면 썩은 감자 도려내듯이 강력한 방법을 사용해야 한다. 만일 중독 단계에 접어들면 여행이나 격리 등으로 1개월 이상 컴퓨터나 스마트폰 차단을 먼저 해야 한다. 처음에는 금단 증상이 나타나서 힘들 것이다. 하지만 어느 정도 시간이 흐르면 금단 증상이 가라앉고 자기가 중독 상태였다는 것을 깨닫게 될 것이다. 이 때 점진적으로 게임을 대체할 만한 취미나 운동을 찾는데, 가급적 몸을 사용하는 것으로 시작하면 좋다. 이후 자기 관리를 위한 시간표 만들기나 마인드 컨트롤 능력을 키우도록 도와주는 것이 좋다.

　게임 중독은 중독된 이후에 대책을 세우는 것보다 중독에 빠지지 않도록 하는 것이 상책이다. 그 방법을 알아보자.

- ▶ 스마트폰을 사주지 않는다.
- ▶ 거실 등 공개된 장소로 컴퓨터를 옮겨 놓는다.
- ▶ 컴퓨터 사용을 시작할 때 무슨 작업을 얼마동안 할지 기록한 후 사용한다.
- ▶ 게임하는 시간을 정해서 꼭 지키도록 하고 못 지키면 벌칙을 정한다.
- ▶ 운동이나 신체활동 기회를 가진다.
- ▶ 불필요한 게임 CD, 게임파일을 삭제한다.
- ▶ 혼자서 게임 하는 시간을 줄인다.
- ▶ 부모도 컴퓨터를 배우고 자녀들의 컴퓨터 활동에 참여한다.
- ▶ 역할게임(RPG)에 중독될 것으로 여겨지면 게임 캐릭터를 수시로 삭제한다.

특목고 이야기

　고등학교 1학년 상담을 해보면 특목고와 관련된 것이 상당히 많다. 특목고 다니는 학생은 학교 적응이 힘들어서 문제가 많이 생기고, 특목고에 탈락해서 일반 고등학교를 다니는 학생은 이미 마음속에 좋은 대학에 탈락한 것 같은 허탈감으로 문제가 생긴다.

　이 문제의 해법은 긍정의 마음이라고 나는 생각한다. 우선 특목고에 다니면서 스트레스를 받는 학생의 입장에서 바라보자. 특목고에 다니면 경쟁이 너무 치열하여 공부를 아무리 열심히 해도 성적 향상이 안 되고 늘 정체된 느낌이

든다. 중학교까지는 선생님이 나를 보면서 수업을 하고 아이들도 나를 존중해 줬는데, 여기 특목고에서는 '나'라는 존재가 많은 물 분자 중의 하나로 느껴진다. 그냥 평범하고 내가 없어져도 관심도 안 가지는 것 같은 느낌. 이런 갑갑한 현실 때문에 공부를 그만두고 싶어하는 학생들도 많이 생긴다.

그런 학생들을 만나면 나는 특목고의 장점에 대해 먼저 생각해 보게 한다. 특목고의 장점은 무엇일까?

▶ 좋은 공부 환경이다.

수준이 비슷한 학생들을 모아서 높은 수준의 수업을 들을 수 있는 기회를 제공해준다. 그리고 공부를 열심히 하려는 학생들이 많으니 분위기도 좋을 수밖에 없다.

▶ 평생 친구를 사귈 수 있다.

나와 비슷한 수준을 가지고 있으며, 나와 비슷한 직업을 가지며, 평생 엇비슷한 수준의 문화생활을 유지하며, 공감대를 형성할 수 있는 평생 경쟁관계이면서 동료일 수 있는 친구를 이 때 사귈 수가 있다. 한국 사회에서 사회 진출 후 동창회의 위력은 누구나 공감할 것이다.

▶ 스스로 자부심을 가지고 공부할 수 있다.

나는 모모 외고 출신이고, 모모 과학고 출신이니, 그 이름에 걸맞게 공부하면서 더 노력하고 그런 긍정적인 마음으로 책을 볼 수 있을 것이다.

그렇다면, 특목고에 탈락해서 일반 고등학교에 진학했는데, 학교 수준도 낮고 공부해봐야 용의 몸통이 못되고 뱀 머리로 전락한 자신의 모습이 추해 보이고, 학교 가보면 공부할 분위기가 아니며, 특목고 진학에 성공했던 나와 비슷한 수준의 친구들을 만나면 주눅들게 되어 축 처진 학생들은 또 어떻게 생각해야 할까?

▶ 내 목표는 좋은 고등학교가 아니라 좋은 대학이 아니었던가? 만일 내가 특

목고에 합격했다면 내 마음속에 자만한 마음이 생기지 않았을까? 내가 여기서 분한 마음을 삭이고 내 자신에게 채찍질을 해서 더 노력한다면, 나중에 진짜 중요한 대입에서는 특목고 합격에 우쭐해하던 친구보다 더 멋진 결과를 가져올 수도 있을 것이다.

▶ 일반 고등학교에서는 좋은 성적을 낼 수 있기 때문에 선생님이나 친구들의 주목을 받을 수 있고, 그렇기 때문에 항상 공부의 끈을 놓지 않을 수 있다. 그리고 수업 시간에도 내가 주도적인 역할을 할 수 있어서 좋다. 더구나 내신에서 상당히 유리할 뿐만 아니라 학교장 추천제 같은 전형을 노릴 수 있다. 실제로 내 조카 중에 상산고등학교에 지원했다가 탈락한 후 괴로운 마음으로 나를 찾아온 경우가 있었다. 중학교에서 좋은 성적을 얻었으나 특목고 지원에서 탈락하니, 이제 진학할 대학도 평범한 대학 수준으로 전락할 것이라는 낙담을 계속 늘어놓았다. 그래서 여기 소개한 이야기를 하면서 용기를 북돋우고 집중력을 도와주는 약을 처방했다. 이 약은 공부를 하기 위한 계기를 만들어 주는 의미가 있다. 물론 3년 동안 수시로 연락도 하고 관리도 받았다. 그랬더니 작년 수시 모집에서 서울대학교 공대에 학교장 추천 전형으로 입학하게 되었다고 했다. 나는 조카에게 축하금을 줬고, 그 부모(사촌 누나 내외)는 나에게 맛있는 식사를 대접했다.

▶ 사회생활을 하다 보면 많은 사람들을 만나게 되고, 세상을 살면서 나에게 도움을 줄 수 있는 넓은 인맥이 필요하다. 여기 일반 고등학교 친구들은 다양한 방면에서 일할 여러 유형의 친구들이기 때문에, 내가 앞으로 살아갈 날에 다방면으로 도움을 줄 것이다.

3. 고등학교 과정

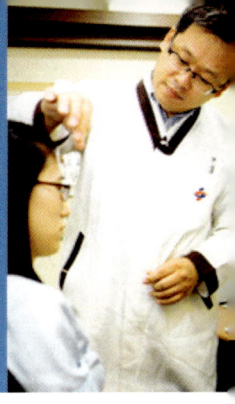

▶ 고등학교 공부

중학교 공부에 비해서 고등학교 공부는 질적, 양적으로 차이가 크다. 학교마다 교과과정이 있지만, 대부분 내신 준비를 위한 시험과 모의고사로 양분되는 시험 스케줄에 따라서 공부 방향이 결정된다. 고등학교 과정은 중학교에 비해서 심화되면서 기존의 기본 개념 위에 실력을 쌓아올려야 하기 때문에 초기 단원별 개념 파악에 실패한다면 전체 지식이 사상누각이 되어 허물어지기 쉽다. 그래서 전 과정에 걸쳐서 개념부터 꼼꼼히 공부한 다음 문제 풀이를 통한 응용력을 기르는 것이 포인트이다. 또한 중학교 과정은 일부 상대평가도 있지만 대부분 절대평가를 많이 한다. 하지만 고등학교는 상대평가 방식으로 바뀌고, 대입을 위한 내신관리와 수능의 전초전인 모의고사라는 시험에 대한 경쟁 부담감도 크다.

고등학교 공부 방법에 대해 강조하고 싶은 것은 다음과 같다.

① **공부는 계획을 세운 후에 해야 한다.**

공부 계획은 단기 계획과 장기 계획이 있는데, 단기 계획은 매일 또는 공부 시작 전에 어느 정도 공부해야 할지 계획을 세운 후 공부해야 한다는 것이다. 그리고 장기 계획은 시험 전 1주일이나 방학 기간, 문제집을 샀을 때 등이다. 날짜 배분을 잘 해서 각 단원마다 또는 각 과목, 시기마다 적절한 시간과 노력이 배분될 수 있도록 해야 한다. 그래야 지치지 않고 집중이 잘 되며 체계적인 공부가 될 수 있다.

② 예습 위주의 공부 방법을 권하고 싶다.

수업을 듣기 전에 미리 공부를 하면 훨씬 이해가 쉽다. 자기가 공부한 내용과 선생님의 수업을 꼼꼼히 비교하며 스스로 정리하는 것이 중요한데, 수학 같은 경우 미리 문제를 풀어 보고 수업에 들어간다면 내가 어떤 문제를 풀 수 있는지 어떤 문제를 풀 수 없는지가 파악된 상태이다. 그리고 내가 못 푼 문제들에 대한 공부가 되기도 하고, 내 스타일과 다른 방식으로 푸는 것이 있다면 그런 부분을 보완하고 정리할 수 있다.

이후 복습 시간에는 내가 몰랐던 부분만 다시 한 번 체크하고 넘어가면 그날 수업 시간에 다룬 내용은 모두 알고 지나가는 셈이다.

③ 학교 수업 시간에 집중해야 한다.

상위권 학생들에게 공부 비법을 물어보면 교과서 중심으로 공부했다는 얘기를 심심치 않게 듣는다. 상위권 학생들은 예습을 하면서 자기가 알고 있는 것은 무엇이며, 자기가 모르는 것은 무엇인지 파악하고 수업에 들어간다. 그래서 수업 시간에는 내가 모르는 부분에 대한 집중이 높고, 혹시 수업이 부족하면 내가 몰랐던 부분에 대해 질문을 한다든지 하여 수업 시간을 자기 것으로 만든다. 또한 교실에서 앞자리에 앉아서 그 시간을 내 것으로 만들어야 한다. 선생님과 거리가 멀어질수록 집중력이 떨어지고 딴짓을 할 확률이 높기 때문이다. 수업 중에 정리도 중요하지만, 그 시간에 알아야 할 것은 그 시간에 모두 머리 속에 정리를 하고 넘어가도록 하는 것이 좋다.

고등학교 각 과목에 대한 개별적인 것은 인터넷에 공부 방법 관련 자료가 많고 멘토 형식으로도 소개를 하고 있으니 아래 사이트를 참고하라고 권하고 싶다.

서울대학교 학생 아이디 멘토 위원회 (http://cafe.naver.com/snuidmentor)
공신닷컴 (http://www.gongsin.com/)
에듀코치 개별지도 (http://blog.naver.com/educoach0)
점프해커스 (http://www.jumphackers.com/)
우공작 (http://cafe.naver.com/kickstudy)
드림맘교육센터 (http://cafe.naver.com/a3return)

안병국 교수님 2달 만에 혼자서 미친 것처럼 웃다

한의과 대학 시절 교수님 중에서 가장 연세가 많은 분으로 74살이신 안병국 교수님이 계셨다. 키는 좀 작고 꼿꼿한 스타일로 조선 시대 선비의 모습을 하고 계셨는데, 그 교수님 일화가 떠올라서 여기에 쓰고 싶다. 교수님은 〈의학입문〉이라는 명나라 시대의 책을 번역하고 계셨는데, 한자 한 글자 때문에 번역이 막혀서 고생을 하였다고 한다. 매일 밤 끙끙 앓고 이 책 저 책을 뒤지다가 드디어 두 달 만에 그 글자 문제를 해결하고 나서 며칠간 혼자서 기분이 좋아서 웃고 다니셨다고 한다. 평소 꼿꼿한 선비 분이 매일 싱글벙글 웃고 다니니 정말 이상하게 보이기도 했다. 주변에서 물어 봐도 잘 대답도 안 하고, 또 그 내용을 들어봤자 대부분 "피! 그 정도 일 가지고 뭐 그렇게 좋아한담." 정도로 쏘아붙이기 일쑤이다. 하지만 학자의 마음은 다르다. 남이 모르는 새로운 지식을 어렵게 알게 된 다음 느끼는 그 기쁨은 무엇과도 바꿀 수가 없는 것이다.

이런 기쁨을 알아야 공부를 하게 되는 것이다. 밤늦게까지 공부를 하고 도서관을 나올 때 피곤하지만 가슴 속에서 우러나오는 뿌듯함을 느낄 때, 바로 그

맛이 어쩌면 공부의 참맛이 아닐까? 우리 수험생 중에 이런 맛을 느껴보지 않은 사람이 없을 것이다. 이 맛이 마약 같다. 나는 대학만 11년을 다니고 석사 박사 과정까지 합하면 참 오랫동안 공부를 해 왔는데, 그 긴 기간 동안 요런 맛에 중독되어 여기까지 온 것이 아닐까 싶다.

▶ 고등학교 시험의 특징과 준비

학기별로 중간고사와 기말고사가 있고 중간에 모의고사가 있다. 대학입시에 필요한 것은 내신이라고 불리는 교과 성적, 비교과 성적(출석, 상벌 등), 논술, 수능 점수 등 네 가지이다. 수능을 제외한 나머지 세 가지는 대입 수시 전형에 주로 활용된다. 고등학교 공부에서 내신에 집중한다는 것은 수시전형 중 교과전형과 학생부종합전형을 통해서 대학에 진학하겠다는 의도이다. 하지만 수시전형 비율이 거의 60~70%라는 이유로 수시전형을 위해서 내신 관리에만 신경쓰는 공부는 적절하지 않다. 내신 성적에만 너무 집중하지 말고 참다운 자기 실력을 기르는 것에 초점을 맞추라고 권하고 싶다. 현재 대학 입학 전형이 다원화되는 이유는 각 대학이 말 그대로 대학 수학 능력을 갖춘 학생을 뽑고자 하는 의도가 있기 때문이다. 그래서 객관성이 담보되지 않은 학교 내신 성적으로만 대학 갈 수 있는 기회는 수시 전형에서 학생부교과전형과 학생부종합전형 정도인데, 그것 역시 수능 시험의 최저학력 기준을 통과해야만 한다. 특히 특목고나 전국단위 자사고 학생들은 수시모집에서 특기자 전형이나 논술전형, 일반전형을 통해서 대학에 진학하는 경우가 많은데, 각 대학이 논술(논술이라 이름 짓고, 실제로는 어려운 교과 문제 풀이)

과 면접(면접이라 이름 짓고, 실제로는 교과과정 내 지식에 관한 압박 질문)을 통해 실력이 뛰어난 학생을 선발하기 때문이다. 그리고 정시 모집 인원도 전체 모집 인원의 1/3 정도인데, 이 경우 수능 점수가 당락을 좌우한다.

① 중간고사와 기말고사

시험 범위가 수능 모의고사에 비해서 적고, 공부량에 따른 성적의 변화가 비교적 큰 편이다. 최소 2주 전부터 날짜별 계획을 세운 다음 출제경향을 파악하여 기출문제를 중심으로 준비한다. 시험 시간이 긴 편이므로 체력적인 뒷받침도 필요하다.

② 모의고사

고1, 고2는 부담 없이 자신의 실력을 가늠해보기 위한 좋은 기회가 된다. 고3의 경우 한국교육과정평가원에서 시행하는 6월, 9월 대 수능 모의고사는 고3뿐만 아니라 재수생까지 응시한다. 가장 중요한 모의고사로서 실전에 임하는 자세로 응시해야 한다. 특히 9월 모의고사는 9월 이후 모든 학생들이 최선을 다해서 공부하기 때문에 이후 실력 변화는 거의 없어서, 9월 모의고사 성적이 수능 성적과 비슷하다.

③ 대학수학능력시험

수능은 겨울에 보는 시험이고, 수험생들은 대부분 나이가 어리다. 그리고 시험 시간은 오전 8시 40분부터 오후 4시까지이다. 어린 학생들이 보는 시험임에도 생각보다 시험 시간이 길다. 더구나 객관식, 단답형 시험이다. 성적에 미치는 영향을 보면 긴장이 아주 중요한 요소이며 시험 시간이 긴 시험이니 오랜 시간 집중을 유지할 수 있도록 도와주어야 한다. 시험이 다가올수록 감기에 걸리지 않도록 지도해야 하며, 재수생이나 삼수생들처럼 시험 경험이 많은 경우 전날 밤에 잠을 못 이루게 된다. 이런 예기불안으로 인한 불면증에 대비하는 것도 필요하다. 대부분의 고3 수험생들은 인생에서 처음 경험하는 중요한 시험이라서 긴장을 많이 하게 되며 학부모의 관심도 크다. 그래서 수능 시험 전에 찾아오시는 학부모에게는 마음의 안정을 위한 상담을 하는 경우도 있다.

④ 논술과 면접

대학 입시에서 논술과 면접은 액면 그대로 받아들이면 안 된다. 앞에서도 언급했지만 각 대학이 논술(논술이라 이름 짓고, 실제로는 어려운 교과 문제 풀이)과 면접(면접이라 이름 짓고, 실제로는 교과과정 내 지식에 관한 압박 질문)을 통해 실력이 뛰어난 학생을 선발하기 때문이다. 대부분 시험은 겨울에 응시하고, 짧은 시간 깊은 집중이 필요하므로 긴장을 하는 경우가 많다. 면접관의 시선이 집중되며, 본인의 지적 능력을 표현해야 한다는 부담이 있다. 그래서 다른 시험보다 긴장의 정도는 심할 수 있다. 면접은 대부분 한 명씩 시험을 보기 때문에 면접 대기 시간이라는 변수가 있다. 면접 대기 시간에 긴장을 하여 안색이 좋지 못하거나 손바닥에 땀이 나는 것 등으로 컨디션 조절에 실패하는 경우도 많다. 대기 시간에는 예상 질문과 답을 준비해서 읽어 보도록 지도해 주는 것이 좋다. 평소에도 예상 질문과 답을 준비하여 거울을 보면서 답하는 것을 연습해 보도록 하자.

⑤ 예체능 실기 시험

예체능 실기 시험 접근은 생각이 많이 필요하다. 먼저 음악과 미술을 비교해보면 미술 실기 시험은 대개 4~5시간의 여유가 있다. 하지만 음악 실기 시험은 5분 이내에 실기가 끝나게 되어 시간 여유가 없다. 그리고 미술 실기는 여러 명이 같은 장소에 들어가기 때문에 혼자만 주목받는 긴장감이 없다. 하지만 음악 실기는 심사위원의 눈과 귀가 수험자에게 쏠려 있어서 더욱 힘들다. 게다가 음악은 긴장이 되면 리듬감이 떨어지거나 박자가 빨라지는 경우도 많다. 그리고 특히 성악이나 금관악기의 경우 호흡이 빨라져서 긴장으로 나타나는 모습은 더욱 수험생을 비참하게 만들기도 한다.

▶ 고등학교 시기 관리

　고등학생 시절은 인생에서 가장 건강한 시기이며, 성장기가 아직 끝나지 않은 시기이지만 오랜 시간 앉아 있음으로 인해 자세와 근골격계 문제가 발생할 수 있다. 하지만 나이가 어려 스스로 관리를 하기 힘든 부분이 많다. 고1, 고2 시절에는 고3을 대비하여 기초체력을 관리해 두어야 한다. 고3 수능 시험 및 공부 과정에서 문제가 될 만한 질병은 미리 전문가와 상담하여 사전 조치를 취한다. 생리통의 경우 미리 한약으로 완치해 두는 것이 좋다. 전체적인 생활 리듬이 중요한데 수면 리듬, 공부 리듬, 자세 관리 등이 필요하고 생활관리편에 있는 내용을 참고하기 바란다.

4. 고3, 재수 과정

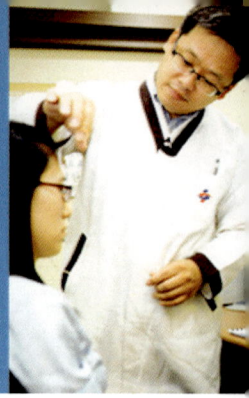

▶ 고등학교 3학년 시기 관리

고3 시험공부는 3월 모의고사, 6월 평가원 모의고사, 9월 평가원 모의고사, 수능 순서로 이어진다. 중간 중간 사설 모의고사가 있지만 중요도는 많이 떨어진다. 그리고 중간고사나 기말고사는 위에서 소개한 고등학교 1~2학년 중간, 기말고사 요령을 참고한다. 고3이면 이미 중간고사 기말고사에 대한 관리는 스스로 할 수 있을 것이다.

고3이나 재수 시기는 아래 사인곡선처럼 공부에 대한 의지가 올라갔다 내려갔다 한다. 그 주기를 잘 보고 그 때에 맞춰 수험생 관리를 해주면 더욱 효율적일 것이다. 3학년이나 재수 시기의 사인주기를 다시 4개 시기로 나누어 볼 수 있는데, 도입기, 적응기, 권태기, 도약기가 그것이다. 도입기는 3월부터 4월의 중간고사 보기 전까지이다. 적응기는 중간고사를 본 이후부터 6월 평가원 모의고사까지이다. 권태기는 6월 평가원 모의고사 이후부터 9월 평가원 모의고사 기간까지이다. 도약기는 9월 평가원 모의고사부터 11월 수능 시험까지이다.

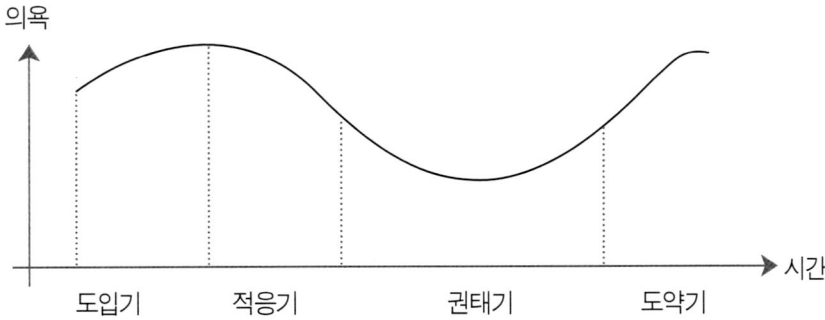

① 도입기

　3월부터 중간고사까지는 대부분의 수험생들이 좋은 컨디션으로 열심히 공부하는 시기이고 부모가 따로 이야기하지 않아도 공부에 대한 의욕이 넘친다. 재수생의 경우 2월부터 이 시기가 시작되기도 한다. 이 시기에는 아침 일찍 가서 공부하기 좋은 앞자리를 잡는다고 난리가 난다. 학원에서는 자리 잡아주기 때문에 싸움이 벌어지기도 하는데, 권장할 만한 좋은 현상이다.

　도입기에 총명탕 수요가 증가한다. 공부는 해보려고 하는데 체력이 떨어진 느낌도 들고, 뭔가 계기를 마련하고 싶은 마음도 있다. 간혹 주위 친구들과 경쟁심을 느껴서 좀 더 특별한 것을 원하는 경우도 많다.

　이 때 부모의 역할은 아이들이 감기 들지 않도록 신경을 써 줘야 한다. 그리고 의욕 과잉 상태이기 때문에 주변 환경만 잘 관리해 주면 된다. 한 가지 덧붙이고 싶은 것은 이 시기에 내 자녀가 공부 의지가 있는지 확인할 수 있다. 신학기인데도 공부는 안 하고 게임이나 다른 짓을 하고 있다면 그것은 공부 의지가 없는 아이라는 것이니 다른 길을 찾아보는 것이 좋다.

② 적응기

　고3 생활에 어느 정도 적응이 되었고 4월, 5월에는 꽃도 피고 날씨도 좋아지며 친구들 사이에 안면도 익힘으로써 말로만 듣던 고3생활이 지옥 같은 것만은 아니고, 이 바닥도 사람이 살 만하구나 하는 생각이 들기 시작한다. 그래서 그 동안 가지고 있던 마음 긴장과 공부에 대한 긴장이 풀린다. 하지만 공부하는 시간이나 노력은 어느 정도 투자가 되고 있는 상황이다. 날씨도 따뜻하고 공부하는 데 문제가 없는 실력 향상기라고 볼 수 있다. 하지만 재수생들 사이에 연애가 가장 많이 시작되는 시기이기도 하다. 3월에는 긴장되고 여러 상황이 두려웠지만, 4월이나 5월이 되면 긴장이 풀리고 동료 의식 때문에 연애를 하는 경우가 많아진다.

이 때 부모의 역할은 계속 공부 페이스를 유지하도록 자주 격려해 주는 일이다. 그리고 간혹 춘곤증이 와서 체력 보강을 원하는 수험생도 나온다. 나는 주로 오전에는 집중력을 강화하는 처방을 하고, 저녁에는 체력 보강을 위한 약을 준비해 준다.

③ 권태기

6월 평가원 모의고사를 치고 나면 마치 수능을 위한 어느 정도의 고비를 넘긴 것 같은 안도감이 든다. 게다가 날씨가 더워지면서 여름방학이 닥쳐오고 체력 싸움이 시작된다. 이 시기에 많은 학생들은 마음이 해이해지고 슬럼프에도 빠지기 쉽다. 주의 깊게 봐야 할 점은, 이 시기가 대부분의 학생에게 공부가 안 되는 시기이기 때문에, 이 시기야말로 승부수를 띄울 수 있는 적기라는 사실이다. 도입기와 적응기에는 누구나 열심히 하기 때문에 자신이 아무리 열심히 해도 상대적 효과 차이가 나지 않지만, 권태기에 다른 학생보다 열심히 하면 그 효과는 훨씬 커지게 된다. 모두 열심히 하는 시기에는 내가 남보다 더 노력해 봐야 조금밖에 더할 수 없고, 그 만큼이 성적으로 연결되기도 쉽지 않다. 하지만 남들이 지루해하고 지쳐 있을 때 노력하면 그 효과는 몇 배가 된다. 수능 시험은 결국 절대평가가 아니라 상대평가임을 잊지 말아야 한다. 내 경험을 좀 말하면, 나는 이상하게 자율학습 시간에 지치다가도 다른 학생들이 졸고 있는 모습을 보면 기분이 상쾌해지고 집중력이 올라가는 느낌을 종종 받는다.

이 시기에 부모는 냉방병에 신경을 써줘야 한다. 고3은 늘 에어컨이 켜진 실내에서 생활하기 때문에 냉방병에 노출되기 쉽다. 따라서 여름철 공부하는 공간에는 한두 시간에 한 번씩 창문을 열어 실내에 외부 공기가 들어올 수 있도록 환기에 신경써야 한다. 또한 날씨가 덥다고 차가운 음료를 너무 많이 마시게 되면 소화기관에 문제가 생길 수 있으므로 주의를 기울여야 한다. 만일 몸이 오슬오슬 춥고 두통에 콧물이 난다던지 하면 따뜻한 생각차를 권하고 싶다. '여름 배탈 조심, 겨울 감기 조심'을 한 번 더 생각해 보자.

매미 소리가 줄어들고 저녁에 쓰르라미 소리가 쓰륵쓰륵 들리기 시작하면 수능 시험이 다가오는 소리라고 생각해야 한다.

④ 도약기

9월 평가원 모의고사를 본 이후부터 수능 시험까지의 기간이다. 9월 모의고사를 보고 찬바람이 불기 시작하면 더 이상 부모가 잔소리를 할 필요가 전혀 없는 시기이다. 이 시기에는 대입을 준비하지 않는 고3조차 앉아서 공부를 하기 시작한다. 주위에서 수시원서를 접수하고 일부에서는 합격의 소식이 들려오면서 진로가 결정되고, 달력에 남은 숫자가 30 근처로 가면 입이 바짝바짝 마른다. 그 동안 열심히 공부 안 한 것을 후회하게 되고 체력 보충과 건강을 위한 상담도 줄을 잇는다.

부모님의 역할을 말한다면, 이때부터는 가만히 지켜보면서 격려를 가끔 해주고 자녀들이 원하는 것만 들어주면 된다. 책 구해달라고 하면 구해주고, 배고프다면 먹을 것 구해주면 알아서 잘 할 것이다. 막바지 집중력 보강을 위해 한약 처방을 많이 원하는데, 나는 체력 보강에 더 초점을 맞춰서 처방해 주는 편이다. 시험 전 찬바람이 불면서 비염이 심해지는 경우가 많고, 불안한 마음에 잠을 잘 못 자는 경우도 간혹 생긴다. 비염에는 따뜻한 차를 코 밑에 대고 증기를 흡입하면 대부분 좋아진다. 그리고 수면 리듬을 잘 지켜주도록 하자. 이 시기의 문제들은 진짜 문제가 아니라 스트레스로 인해 발생하는 것이다. 위로는 해 주되 시험이 끝나면 없어질 문제에 너무 매달리지 않는 것이 좋다.

▶ 수능 직전 관리

① 관리 원칙
  ▶ 수면 조절
  마지막 한 달은 성적을 올리는 시간이 아니라 성적을 지키는 시간이 되어야 한다. 늦게까지 공부했던 학생들은 12시쯤에 수면에 들도록 해야 한다. 시험은 밤에 보는 것이 아니라 낮에 보는 것이기 때문에 낮 시간에 최상의 컨디션이 되도록 해야 한다. 그렇다고 너무 리듬을 급격하게 바꾸는 것은 좋지 않다. 수면 리듬을 바꿔야 한다면 취침 시간보다는 아침 기상 시간 조절로 바꾸는 것이 좋다. 수능 시험에 맞춰서 시작 2시간 전인 오전 6시~6시 30분이 기상 시간으로 적당하다.
  ▶ 여름 시험은 배탈 조심, 겨울 시험은 감기 조심
  시험공부 막바지에 자칫 감기에라도 들면 1주일이 맥없이 허비된다. 큰 스트레스에 새벽 일찍 나갔다가 밤늦게 들어오는 자녀들은 감기 들기 딱 좋은 환경이다.
    • 옷 관리 : 좀 두꺼운 옷을 준비해서 낮에는 벗어 놓고, 아침저녁 등

하굣길에는 입도록 한다. 감기 예방법으로 특히 목을 감싸주는 옷이 좋다.

- 머리 감기 : 아침에는 머리를 감지 말자. 만약 아침에 머리를 감았다면 완전히 말린 후 외출한다

▶ 어깨, 등, 허리 통증

오랜 공부로 전신이 쑤시는 경우가 많다. 육체적인 피로는 휴식으로 풀고, 정신적인 피로는 몸으로 푼다. 쉬는 시간에 앉아서 수다를 떨거나 가만히 쉬지 말고 스트레칭을 자주 하는 것이 좋다. 그래서 근육이나 관절을 약간만이라도 풀어주면 훨씬 몸이 편하다. 근력 강화 목적이 아니라 스트레스 해소 및 기혈 순환을 목적으로 하며, 따로 시간을 내지 말고 공부하다가 쉬는 시간에 몸이 찌뿌둥할 때 5분 이내로 해 준다. 방법은 관절 위주로 풀어준다. 따뜻한 물에 몸을 좀 담가주는 것도 도움이 된다.

▶ 체격이 좋은 학생들의 경우는 매일 잠자기 30분 전에 따뜻한 물에 몸을 담그거나 샤워를 하는 것이 좋다. 체격이 좋은 학생들은 힘은 좋지만 또 한편으로는 노폐물이 많이 쌓이고 피로감을 느끼기 쉽다. 자기 전에 따뜻한 물에 샤워를 하거나 따뜻한 물에 5분 정도 몸을 담근 후 잠을 잔다. 자면서 땀을 흘려 노폐물을 제거해주면 피로도 풀리고 다음날 공부에 도움을 많이 된다. 체격이 다소 야윈 학생들은 위장 기능에 더욱 주의하며, 몸을 따뜻하게 해줘야 한다.

▶ 생리통 대처법

여학생의 경우 수능 시험 전날 생리통이 심하다면 시험 전날 잠을 잘 때 아랫배를 따뜻하게 핫팩을 대주어야 한다. 수능 시험 당일 갑자기 생리통이 있으면 진통제를 복용하는 것이 좋다. 생리통이 심한 사람은 시험장에 진통제를 준비해 가야 한다. 호르몬제를 사용하여 생리 주기

를 변화시키는 방법은 하지 않는 것이 좋다. 속이 울렁거리거나 어지럼증 등의 부작용이 크므로 권하지 않는다.

▶ 기타 질병 관리
- 비염 : 수험생들은 계속 고개를 숙이고 있어서 비염이 많은데, 아침저녁으로 코 세수를 하면 좋다. 따뜻한 차를 이용하여 증기를 코로 흡입하는 방법도 아주 좋다.
- 스트레스성 복통 : 갑자기 발생한 경우 당황하지 말고 배를 따뜻하게 하고, 따뜻한 보리차물을 마시며, 무릎을 구부리고 누워서 눈을 감고 잠시 호흡을 가다듬는다.
- 시험 전 두통
- 운동을 2회 실시한 후, 머리 정수리나 양쪽 눈 주위를 지압한다.
- 대부분의 질병 치료는 시험 이후로 미루는 것이 좋다. 시험이나 공부에 특별히 방해 되는 것은 치료하지만, 그 외의 것은 시험에 지장을 주지 않을 정도로 관리만 하면 되고, 치료는 시험 이후로 미루는 것이 현명하다.

② **시험 당일 엄마가 해주는 도시락 준비는?**

기본 원칙은 과식 엄금, 탄수화물 위주의 식사, 소량씩 자주 식사하는 것이다.

▶ 과식엄금 : 수능 시험 당일 우리 몸속의 에너지는 두뇌를 회전하는 데 사용되어야 한다. 그런데 과식을 하게 되면 소화시키는 활동에 에너지가 많이 소비되므로 두뇌 활동에 사용할 에너지가 부족해진다. 더구나 수능 시험 당일은 긴장으로 인하여 위장이 약한 상태여서 음식으로 탈이 나기 쉬우므로 과식은 절대 금물이다. 되도록이면 소화가 잘 되는 음식을 먹는 것이 좋다.

▶ 탄수화물 위주의 식사 : 시험 당일은 지방이나 고단백질로 구성된 영양식보다 소화 흡수가 잘 되고 두뇌 에너지원이 되는 탄수화물 류의 영양식이 필요하다. 우리 선조들이 시험 당일 엿을 선물했던 이유도 탄수화물 보충이 필요함을 알았기 때문이다.

▶ 배가 부르면 위장으로 피가 쏠려서 머리가 맑지 않게 된다. 소량씩 자주 먹는 것이 유리한데, 배가 고프지 않을 정도의 음식 섭취를 하는 것이 좋다. 고대 인도에서 문자가 없던 시대에 긴 경전을 암기해서 후세에 전달했는데, 그 비법은 굶어서 머리를 맑게 하여 기억력을 극도로 올리는 것이었다고 한다. 그렇다고 굳이 굶을 필요는 없겠지만 배가 부를 정도의 음식 섭취는 절대 안 된다.

▶ 수능 시험 당일 아침식사는 본인이 원하는 대로 하는 것이 좋다. 평소와 다른 식사 패턴은 도리어 위장에 부담을 줄 수도 있으니, 평소와 같이 하는 것이 가장 좋다. 만일 준비한다면 담백하면서도 위장에 부담이 없도록 준비한다. 소화가 잘되도록 기름지지 않은 된장국이나 콩나물국, 북엇국 등을 준비한다. 반찬은 평소에 즐겨 먹던 것으로 하되 잘게 썰고, 딱딱하거나 기름진 음식(육류, 튀김, 멸치조림 등)은 피하도록 한다.

▶ 수험생 클리닉 이종한 박사가 추천하는 수능 최고의 도시락은 주먹밥과 따뜻한 보리차물이다. 주먹밥에는 간단한 반찬거리를 잘게 썰어 넣고, 크기는 한 입에 쏙 들어갈 정도로 준비해서 꼭 점심시간이 아니라도 조금씩 언제든지 먹을 수 있도록 준비한다. 그리고 보리차는 소화 기능을 돕고, 마음을 편안하게 하므로 수능 날 준비하는 보리

차물은 최고의 명약이다. 수능 당일이 되면 어쩐 일인지 날씨가 추워지는 경우가 많은데, 이런 경우야말로 따뜻한 보리차가 제격이다.

③ 시험장에서 수험생이 할 수 있는 체력, 정신력 관리(시험 당일 긴장 완화법)
시험 당일은 체력보다 정신력이 필요한 시기이다.

▶ 마음가짐
- 긍정적인 마음가짐시험을 앞두고 제일 중요한 것이 긍정적인 마음가짐이다. 긍정적인 마음가짐은 마약같이 두뇌 회전을 좋게 하고 집중력을 올려준다. 긍정적인 생각은 사고의 유연성을 올리고 변화에 대한 적응이 잘 되게 한다. 무조건 긍정적으로 생각하자.
  예1) 시험 당일 창가에 배치되어 찬바람이 솔솔 분다면?
  → 시험 본다고 머리에 열이 날 텐데 머리가 시원해져서 시험 잘 보겠다.
  예2) 아침에 설사를 했다면?
  → 내 몸속의 탁한 기운이 빠져나가서 머리가 더 맑아지겠구나.
  예3) 시험 긴장이 있는 수험생이라면?
  → 둔감한 사람보다는 민감한 사람이 세상을 지배한다는 것을 잊지 않는다.
- 겸허한 마음가짐특별한 행동으로 에너지를 낭비하지 않도록 한다.
  주변의 분위기에 휩쓸려서 시험 문제의 난이도 평가를 하거나 정답 오답을 맞추지 말고, 조용히 자신의 페이스를 지키도록 노력한다.
  말도 삼가야 한다. 말하는 것도 에너지가 소비되고 기가 빠진다.

▶ 몸을 따뜻하게 해준다.
긴장 완화 방법에 온열요법이 있다. 두툼한 옷을 준비해서 시험장까지 가는 길에 몸이 차가와지지 않도록 준비한다. 마치 조용필이 콘서트장에 입장하기 전에 외투를 벗고 나가는 것처럼, 마지막 수능 고사장에 입장할 때 외투를 벗고 들어가라. 특히 과민성 대장 증상이 있는 사람은 배를 따뜻하게 한다.
▶ 시험 당일은 평소에 안 막히던 길도 막히게 된다. 자녀가 초조해지지 않도록 고사장에 도착할 때까지 부모님의 정성이 필요하다.
▶ 자기 암시 요법. 긴장 완화를 위해 자기 자신에 대해 또 자기 실력에 대해 자신감을 가질 필요가 있고, '진인사 대천명'의 마음이 필요하기도 하다.
▶ 시험 당일 부모님이 해줄 수 있는 최고의 긴장 완화법은 자녀에게 특별히 자극주지 말고 조용히 지켜보는 것이다.
▶ 우황청심환이나 신경안정제 등을 갑자기 복용하는 것은 집중력을 떨어뜨리거나 졸리게 하여 시험 실패의 원인이 될 수 있으므로 주의해야 한다.

중요한 선택

우리가 일상생활에서 많이 하는 선택은 같은 물건을 어디에서 싸게 살 것인지에 관한 것이다. 요즈음 인터넷으로 물건을 구매하는 것이 유행이다. 같은 품질을 저렴한 가격에 구매할 수 있어서 그렇다고 한다. 그래서 요즘 여성들이 인터넷을 이용하여 자기가 구매한 물건에 대한 정보를 SNS에 올리고, 품질과 가격에 대해 댓글을 달아서 정보를 교환한다. 그러는 이유는 좋은 물건을 저렴한 가격에 사기 위한 선택일 것이다. 이런 선택에 열을 올리고 조금 잘 샀다 싶으면 횡재한 느낌이 드는 것을 어쩔 수 없다. 하지만 이런 선택은 인생에서 중요한 것이 아니다.

내가 보기에 인생에서 제일 중요한 선택은 두 가지이다. 첫째는 배우자 선택이고, 다음은 직업 선택이다. 배우자와 직업 선택을 신중하고 현명하게 하면 다른 자잘한 선택은 크게 중요하지 않다. 이 두 가지 선택은 즉흥적으로 하면서 자잘한 물건 고를 때는 온갖 정성을 쏟는 것은 참으로 어리석은 일이다.

나는 아들 둘, 딸 둘을 두었다. 아이들에게 인생에서 중요한 선택에 대해 자주 말하고 선택 기준에 대해 설명을 하기도 하여 마음 준비를 하게 한다. 배우자 선택에 어떤 마음으로 임해야 할지 어떤 것을 봐야 할지 미리 마음 준비가 필요할 것이다.

내 나이 40대가 되어 옛 친구들이 그리워서 동창회에 참석하지만, 보고 싶은 몇몇 친구는 얼굴을 볼 수가 없었다. 그래서 그런 친구들의 소식을 알아보면 경제적, 심리적 여유가 없어서 또는 이혼이나 가족 간 갈등으로 항상 근심이 가득차서 동창회에 나갈 엄두조차 낼 수 없는 경우가 많았다. 생각해보니 공부도 잘하고 능력도 뛰어나고 성격도 좋은 친구였는데, 배우자 선택이나 직업 선택의 실패로 생활이 힘든 경우가 대부분 이었다.

대학과 학과 선택은 직업 선택을 위한 아주 중요한 결정이다. 공부를 잘하는 것은 대학과 학과라는 물건을 사기 위한 돈을 마련하는 것과 같다. 열심히 노력해서 돈은 어느 정도 마련했다 치자. 그런데 막상 물건을 선택할 때 주변 분위기에 휩쓸려서 자기가 원하던 물건이 아니라, 주변 사람들이 쏠리는 물건이 좋은 것처럼 느껴져서 충동구매를 하는 경우가 꼭 있다. 지금 사람들이 쏠리면 물론 좋은 물건일 가능성은 높지만, 사람들이 몰린다고 꼭 좋은 물건이 아닐 수도 있다. 그리고 세상은 수시로 바뀌고 유행도 변한다. 지금 당장 눈앞의 체면 때문에 흐린 선택을 하지 말고 좋은 직업을 선택할 수 있도록 지도가 필요할 것이다.

▶▶ 재수 시기 관리

　재수 시기는 고3 시기와 관리 방법이 대동소이하다. 단지 차이가 있다면 학교의 관리가 없어서 학원에서 관리를 하게 되는 경우가 많은데, 학원에서 한다고 해도 사실은 스스로 관리를 해야 한다. 특히 생활 관리 중에서 시간 관리가 필요한데, 이제 어엿한 성인이니 본인이 관리하길 바란다. 단지 부모님은 옆에서 지켜보면서 도움을 주는 정도가 좋다. 그래서 여기서는 내가 평소에 재수생이나 삼수생을 만나면 자주 해주는 이야기만 추가하겠다. "재수는 나쁜 것이 아니다."라는 말이 그것이고, "재수생은 재수생의 자부심을 가져야 한다."는 말이 그것이다.

① 재수라는 것은 꼭 나쁜 것이 아니다. 내가 어린 나이에 재수라는 고통을 느껴 보면서, 다른 사람의 고통을 보듬어 줄 수 있는 마음을 기를 기회가 주어진 것이라고 생각해야 한다. 인생이 1년으로 끝나는 것이 아니고 앞으로 살아갈 날이 많은데, 내가 그런 고통을 받음으로써 남의 고통과 아픔을 헤아리고 그런 사람을 안아 줄 수 있는 마음으로 산다면, 지금은 힘들지만 그런 마음이 내 인생을 더 윤택하고 겸손하게 살게 해 줄 것이다. 세상은 사람이 움직이고 사람의 마음을 헤아리는 능력을 가졌다는 것은 인생 성공에 한걸음 다가갔다는 의미이다.

② 대개 초등학교 1학년 다음에는 2학년, 2학년 다음에는 3학년, 3학년 다음에는 4학년……, 이렇게 우리는 시간이 흘러가면서 학년이 올라간다. 이렇게 지나다 보면 이제는 관성에 의해서 계속 학년이 올라가고 학교도 진학하게 된다. 그래서 고등학교도 1학년, 그 다음은 2학년, 그 다음은 3학년, 그 다음은 대학 1학년, 대학 2학년, 3학년, 4학년. 그

다음은 어떻게 하지? 잠시 생각해 보고 특별히 할 것이 없고 친구들도 하니까 관성에 의해 대학원 1학년, 대학원 2학년……. "에라 하는 김에"(관성에 의해) 박사과정도 하고, 박사과정 마치면 뭐할까? 역시 뭐 마땅한 것도 없고 박사 후 과정. 이렇게 우리는 어느새 공부와 진학을 관성에 의해 해오고 있다. 박사 후 과정 다음은 무엇을 할 것인가? 왜 공부를 하는가? 왜 진학을 하는가? 박사과정 끝내고, 인생 마무리 될 때 생각해 볼 것인가? 이렇게 관성에 의해 살고 공부하는 인생에서 재수의 과정은 엄청난 자기 변혁과 인생설계에 도움을 주는 시기이다. 내 인생과 내 공부 과정에서 진로와 인생을 생각해 보게 하는 시간이다. 재수생이야말로 관성에 의해 지나가는 학업 고리에서 내 인생과 학문을 다시 생각해 볼 수 있는 기회를 가진 사람이다.

③ 재수생의 신분은 위치가 아직 결정되지 않아서 불안한 마음도 많을 것이다. 의대를 간 친구, 법대를 간 친구, 사회학과를 간 친구 등. 그런 친구들은 사회에 나오면 어떤 직업을 가지고 어떤 자격증을 받게 되니 안정된 직장이나 직업을 가지게 된다는 것에 부러운 마음이 들 수도 있을 것이다. 그리고 나는 과연 무엇이 될 것인가? 이러다가 영영 아무 것도 못되는 것이 아닌가? 하는 불안이 생길 수도 있다. 하지만 재수생에게는 더 폭넓은 선택이 있다는 것을 생각해보자. 재수생은 마음만 먹으면 무엇이든지 될 수 있는 사람이다. 재수생은 엔트로피가 낮은 사람이다. 결정이 된 인생보다 아직 뭐든지 될 수 있는 엔트로피가 낮은 좋은 상태에 있는 것이다.

우리 몸에 undifferentiated mesenchymal cell이란 것이 있다. 이 세포는 어떤 세포로든지 변할 수 있기 때문에 어떻게 보면 우리 몸에서 가장 좋은 세포일 수도 있다. 내가 보기에는 우리 사회에서

undifferentiated mesenchymal cell은 바로 재수생이 아닌가 싶다.

④ 과거에 대학에 진학하려면 예비고사와 본고사 시험을 봐야 했던 시절이 있었다. 그 당시에 본고사로 대학을 결정하는데, 예비고사에서 합격을 해야 본고사를 볼 자격이 되었던 것이다. 그래서 예비고사를 합격해야 대학에 진학 가능하고 예비고사에 탈락했던 사람은 다음해에 예비고사를 다시 봐야 했는데, 이런 경우 재수를 하게 되는 것이다. 그래서 그 당시에 누군가가 재수를 한다면 예비고사에 탈락한 사람을 말하고, 예비고사에 탈락할 정도면, 사람들이 '아, 이 사람은 예비고사에도 탈락할 정도의 수준이구나.'라고 생각했었다.

하지만 세월은 흘러서 요즈음은 대학 정원보다 수능 수험생 숫자가 더 적어지게 되었다. 그래서 아무리 공부를 못해도 대학을 가려고 마음만 먹으면 웬만한 대학은 갈 수 있게 되었다. 그래서 지금 재수생은 대학을 못가서 재수를 하는 사람이 아니다. 자기가 원하는 대학, 원하는 학과에 가기 위해 재수를 하는 사람들이고 그 만큼 자기 확신이 있는 사람들이다.

⑤ 인생에서 재수 시절만큼 내 자신을 위해 그렇게 열심히 산 시간이 있을까 싶다. 그러므로 재수 시절은 그냥 헛되이 흘려보낸 시간이 아니라 인생에 있어서 뜻깊은 시절이다. 내 인생을 돌아보면, 내 자신을 위해 내 모든 것을 바쳐서 열심히 산 시간이 불과 얼마 되지 않음을 느낀다. 재수 기간은 젊고 힘이 넘치는 기간이다. 이렇게 인생의 황금기에 자신을 위해 1년 아니면 2년을 최선을 다해 살아 보는 것도 얼마나 멋진가?

⑥ 그리고 재수해서 남보다 1년 늦었다면, 남보다 건강 유지를 잘해서 1년 더 오래 살면 훨씬 더 이익 아닌가? 1~2년 늦게 출발한다고 결코 늦은 것이 아니다. 아무런 생각 없이 그냥 관성에 의해 고3 다음은 대학 1학년이니 당연히 대학 1학년이 된 사람하고, 그렇게 평범해 보이는 대학 1학년이 쉽지 않다는 것을 알고 인생을 한번이라도 더 생각해 보고 출발하는 사람은 대학생활 자체가 전혀 다를 수밖에 없다. 그리고 인생은 생각보다 길고 할일이 많다. 1~2년 남보다 늦었다고 실망하지 말자. 건강에 유의해서, 담배를 안 피우고 마음을 편히 가져서 남보다 오래 살면 더 이익 아닌가?

⑦ 내가 아는 어떤 스타 강사는 삼수를 했다고 한다. 그런데 삼수를 했기 때문에 서울 시내 인기 학원 강사들의 강의 비결과 인기 비결 등을 접할 수 있게 되어 자신은 더 인기 있는 소위 스타강사가 되었다고 한다. 이렇게 인생에서 나쁘다고 생각되는 재수 없는 일이 진짜 재수 좋은 일이 될지 안 될지는 지나봐야 안다. 인생사 새옹지마라는 말이 있듯이 내 인생도 그러하였다.

⑧ 재수 생활은 고통 받고 어려운 생활이긴 하지만 적극적인 마음을 가지면 꼭 성공한다. 학원선생님을 존경하고 따르도록 해라. 그 분들을 존경하지 않으면 그 분의 가르침이 헛되이 날아간다. 그리고 고통 받는 옆 친구들과 선의의 경쟁, 좋은 만남을 가지며, 학원생활에서 재미를 찾도록 해라. 학원 선생님이나 주위 친구들과 재미있게 지내라.

⑨ 연애하지 마라. 재수, 삼수 기간 연애하는 사람치고 좋은 학교 가는 사람 못 봤다. 그리고 그 기간 사귄 사람과 결혼까지 가는 경우 못 봤

다. 좋은 학교 간 사람은 삼수하는 사람을 잊고 만다. 합격과 불합격은 다른 차원에 사는 사람들이다. 다른 차원에 사는 사람들의 만남이 과연 이루어지겠는가?

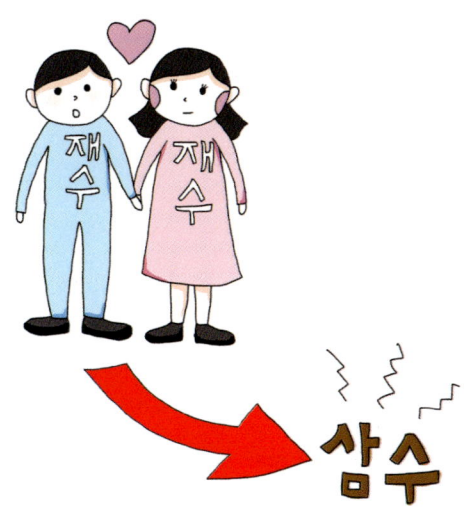

재수하면서 연애하면 삼수한다!

⑩ 길에서 붕어빵을 파는 사람도 자기가 하는 일에 자부심이 있어야 한다. 붕어빵을 파는데, 어떤 사람은 "아이 부끄러워, 뭐 맛도 없고 잘 만들지 못했지만 살려면 사가세요." 라고 죽어가는 소리로 말하는 사람이 있다. 그리고 또 어떤 사람은 "내가 3년 동안 각고의 노력 끝에 제대로 완성한 붕어빵인데 한번 드셔 보세요!"라고 자랑스럽게 말한다. 누구의 빵을 사 먹겠는가? 당연히 후자이다. 내 머릿속도 마찬가지이다. 내가 내 자신에 대해 자부심과 긍지를 가지고 공부를 하는 것과 항상 마지못해 죽지 못해 공부하는 것은 하늘과 땅 차이이다.

이제 오늘부터 재수생, 삼수생의 자부심을 가지고 어디 가서든지 당당하게 나를 내세워야한다. 친구들이 "요즘 너 뭐하니?" 하고 물으면 당당하게 "응 나 재수해!" 하고 큰소리로 말하기 바란다. 친척이 물어도 마찬가지이다. 큰소리로 어머니 아버지도 같이 자랑스럽게 말할 수 있길 빈다. "우리 아들은 삼수생이다."

사마천 사기 이야기

중국 역사상 가장 멋진 사람이 누구일까 생각해보면 나는 사마천이 떠오른다. 사마천은 한나라 시대 사람으로 중국 고대 역사서인 〈사기〉를 지은 사람이다. 그의 아버지 사마담 역시 태사령이라는 직책을 가진 역사 담당 관리였다. 사마천은 어려서부터 아버지로부터 학문과 역사를 배우고, 동중서라는 대학자로부터 유학을 배웠고, 오경박사라 하여 시경, 서경, 역경, 예기, 춘추를 연구하는 학자 밑에서 수학하였다. 특히 중국 전역을 여행하며 역사적인 인물의 일화나 풍속, 지방색 등을 직접 체득하였다. 사마천이 관직에 나간 후. 아버지 사마담이 병으로 죽게 되면서 그동안 연구해 놓은 내용을 바탕으로 고대 중국역사를 완성해 달라는 유언을 남겼다. 사마천은 아버지를 이어 태사령에 임명되었다. 그러던 어느 날 한나라와 흉노족 사이에 전쟁이 벌어졌는데 이릉이라는 장수가 전쟁 중에 흉노족에게 항복을 하는 사건이 생긴다. 이때 격노한 한무제의 뜻과 반대로 사마천이 이릉을 변호하다가 한무제의 미움을 사게 되어 황제 무고죄로 사형을 받게 되었다. 그 상황에서 사마천은 아버지 사마담과 한 약속인 역사서를 완성하기 위해서 살아야만 했다. 당시 한나라 시대에는 사형을 면하는 방법으로 궁형을 받는 것이 있었다. 궁형을 받으면 고통도 있지만 대단히 치욕적인 것이었다. 이 때 사마천의 나이가 48세였다. 이후 그의 능력을 아까워

한 한무제가 다시 사마천에게 중서령이라는 관직을 내렸다. 궁궐 내 서고를 이용하여 많은 자료를 취합하고 인생을 쏟아 부어 중국 고대부터 한나라 초기까지 역사를 죽간 130권에 남기게 되었다. 그 책 이름을 〈태사공서〉라고 했다. 이후 후대 사람들이 이 책을 〈사기〉라고 고쳐 부르게 되었다. 사마천이 대단한 것은 자신이 생각한 바를 이루기 위해서 모진 고통과 치욕을 견디어내고 결국 이루어내었다는 점이다. 사마천의 〈사기〉는 독특한 방식으로 역사를 기술하였는데 본기, 세가, 열전으로 구성된 기전체 형식을 사용하였고, 그 영향은 이후 중국과 한국의 역사서에 미쳐 많은 역사서가 〈사기〉의 형식을 따르고 있다. 또한 사마천의 〈사기〉는 사관에 입각한 최초의 역사서로 인정받고 있다. 역사란 역사적 사실과 역사가의 사관으로 이루어져 있는데, 〈사기〉는 세상을 꿰뚫어 보는 통찰력과 안목을 가진 사마천의 사관이 돋보이는 역사서이다. 예를 들자면 예전에 정신과 교수님에게 이런 이야기를 들은 적이 있다. 세상에 병을 치료할 수 없는 사람은 세 종류가 있는데, 돈이 없는 사람, 권력이 많은 사람, 돈이 많은 사람이라고 하셨다. 왜 그런가 하면 돈이 없는 사람은 치료비가 없어서 치료를 할 수가 없고 권력이 높고 돈이 많은 사람은 의사를 의심하고 업신여기기 때문에 치료를 할 수 없다고 하였다. 그 당시 너무나 맞는 말이라고 교수님의 통찰력에 감탄하였는데, 십여 년이 흘러 사마천의 〈사기〉를 읽어보니 그 안에 나오는 내용을 정신과 교수님께서 출처를 밝히지 않고 말씀하신 것이었다. 이런 사마천의 통찰력은 쉽게 얻어진 것이 아니다. 고통을 극복하는 과정에서 세상을 다시 보게 되고 그 눈이 세상에 대한 통찰력을 만든 것이다.

인생에서 이루어내야 할 일들이 많다. 원하는 대학과 학문을 공부할 기회를 가지기 위해서, 또는 세상을 보는 제대로 된 눈을 가지기 위해서 사마천 정도는 아니라도 최소한 몇 년 정도의 고통과 어려움을 이겨내는 것은 멋진 일이 아닐까?

끝맺으며

마지막 당부의 말씀

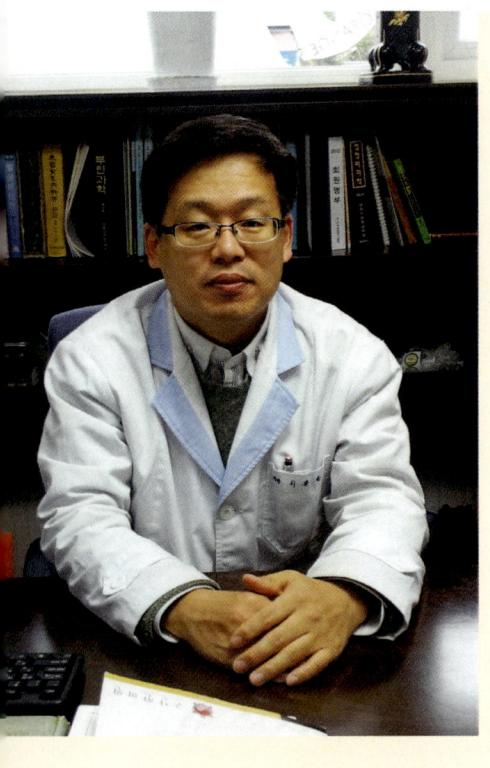

나는 원래 소심하고 공부를 잘하지 못하는 사람이었다. 하지만 욕심이 많고 노력을 좀 하는 편이다. 한의대를 졸업하고도 자연과학 공부에 대한 욕심을 버리지 못했던 나에게 서울대학교 합격은 큰 행운이었다. 자연과학 공부를 원 없이 하고 싶은 마음을 가지고 있었는데, 그것을 채워준 것이 참 좋았다. 자연과학대학이 보통 3~4개 과에 몇몇 교수로 구성된 다른 학교와 달리, 서울대학교 자연과학부는 13개 학과가 모여 있고 강의 질도 대단하였다. 그곳은 내가 하고 싶었던 천문학, 지질학, 해양과학, 대기과학 등도 마음껏 공부할 수 있는 환경이었다. 게다가 관심이 크게 없었던 다른 과 수업도 한 번씩 들었는데 법학이나 경제학, 경영학과 수업도 말 그대로 우리나라에서 내로라하는 학자의 수업을 듣고 있다고 생각하니 가슴이 다 벅찰 지경이었다. 특히, 나는 아직도 물리학 첫 수업을 잊지 못한다. 꿈에만 그리던 서울대학교 물리학과의 첫 수업을 기다리던 그 설렘으로 요즘도 책을 잡는다.

자연과학 공부에 대한 기쁨도 컸지만 나에게 정말 큰 행운은 마음가짐의 변화였다. 나는 소심한 편이라서 무슨 말을 할 때 내 말이 틀릴 수도 있다는 생각 때문에 많이 주저하는 습관이 있었다. 20대에 여러 번의 입시 실패까지 겹쳐서 말까지 더듬게 되었다. 그런데 서울대학교에 들어가 보니 내가 꼴찌가 아니고 나보다 못난 사람도 이 학교에 있다는 생각을 하게 되었다. 그래서 자신감을 가지고 생각도 긍정적으로 바뀌게 되었다. 열심히 노력하면 뭔가 될 수 있다는 생각이 들게 된 것이다. 언제부터인가 나는 말을 더듬지 않고 남 앞에서 말도 할 수 있게 되었다. 그래서 이런 긍정의 마음을 많은 수험생에게 전해주고 싶다는 생각을 하게 되었고 이렇게 글을 쓰게 되었다.

내가 한의학과와 물리학과를 졸업했다고 하니, 많은 사람들이 물리학과를 졸업하고 한의대를 다닌 것으로 생각을 한다. IMF 구제금융 시대를 지나면서 많은 사람들이 경제적 안정을 찾을 수 있는 직업으로 한의사를 많이 선호했다. 그 당시 대학을 졸업하고 한의대를 지망한 사람들은 한의학을 위해 온 것이 아니라 한의사가 되기 위해 온 사람들이 대부분이었다. 하지만 나는 한의사가 되었음에도 자연과학 공부를 위해서 다시 대입학원으로 가서 재수와 삼수의 길을 선택했다.

글 전체에서 나는 두 가지를 꼭 말하고 싶었다. 무슨 일을 해내려면, 특히 공부를 하려고 하면 긍정의 마음을 꼭 가져야 한다는 것이다. 그리고 건강을 생각한다면 자연에 순응해야한다는 것이다. 공부를 하는 중에 얼마나 많은 유혹과 어려움이 있을까? 그 파도를 넘는 힘은 오직 하나 긍정의 마음으로 넘을 수밖에 없다. 그리고 인생에 얼마나 많은 병마가 우리 앞을 가로막는가? 그 때마다 병의 원인과 증상과 치료법을 세세히 알 수도 없고, 안다고 해도 새로운 지식이 나오고 병은 더욱 복잡해지기만 한다. 이 모든 것은 어떻게 보면 단순해 보이지만 자연에 순응하는 것에 답이 있다고 생각한다.

150만 년 동안 지구상에 살면서 우리 몸으로 익혀온 자연 순응이야말로 단순하지만 최고의 방법이다. 먼 조상으로부터 자연에 적응되고 그 적응이 항병력으로 내 몸을 지켜주고 있다. 우리 몸은 지구라는 자연환경에 가장 적절하게 적응된 몸이기 때문에 환경을 지구의 자연스러운 모습으로 만들면 우리 몸이 이겨낼 수 있을 것이라는 말이다. 나는 내 몸을 믿고 조상이 물려준 항병력을 믿는다.

이 책이 나오기까지 고생해 주신 북랩 출판사 여러분께 감사 인사 전합니다.
그리고 일러스트 작업한다고 고생한 정언(ellie.jung.un@gmail.com),
일러스트 채색을 도와준 이승에게도 감사합니다.
세상일이 그렇듯이, 내가 뭔가를 해 내기 위해서는
주변의 많은 사람의 응원이 필요합니다.
항상 저를 믿고 지켜봐 주시는 부모님,
원고 쓴다고 온갖 짜증을 내는 나에게 격려와 아이디어 도움을 준 사랑하는 아내 신혜영,
그리고 내 힘의 근원이 되는 네 아이 이범석, 이승, 이경문, 이가린.
멀리 이국땅에 있는 내 동생 이동한, 이양경에게 이 책을 바치고 싶습니다.